Anja Schemionek
Katharina Hinze

Kräuter bei Stress

Die kleine Kräuterreihe

AURUM

Anja Schemionek
Katharina Hinze

Kräuter bei Stress

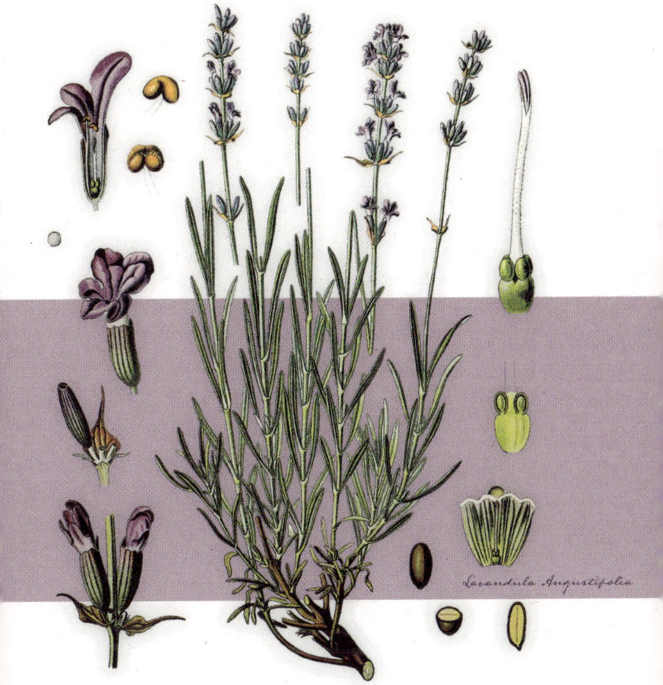

AURUM

Dr. Anja Schemionek / Katharina Hinze
Kräuter bei Stress
Die kleine Kräuterreihe

info@kamphausen.media
www.kamphausen.media

Coverabbildung
© Köhler's Medizinal-Pflanzen in naturgetreuen
Abbildungen mit kurz erläuterndem Texte (1887)

Gestaltung
Kerstin Fiebig [ad-department.de]

Druck und Verarbeitung
Westermann Druck Zwickau

Bibliografische Information der Deutschen Nationalbibliothek:
Die Deutsche Nationalbibliothek verzeichnet diese Publikation in der Deutschen Nationalbibliografie; detaillierte bibliografische Daten sind im Internet unter https://dnb.d-nb.de abrufbar.

1. Auflage 2019

ISBN Printausgabe: 978-3-95883-363-0
ISBN E-Book: 978-3-95883-364-7

Dieses Buch wurde auf 100% Altpapier gedruckt und ist alterungsbeständig. Weitere Informationen hierzu finden Sie unter www.kamphausen.media

Der Umschlag besteht aus 30% Recycling, 60% Primärfasern und 10% Baumwolle.

Bildnachweise

Köhler's Medizinal-Pflanzen in naturgetreuen Abbildungen mit kurz erläuterndem Texte (1887): S. 22, 48, 72, 92, 108

Alpen Flora für Touristen und Pflanzenfreunde (1904): S. 121

Fnvato Elements
Mythia (S. 26), Halfpoint (S. 28), Grafvision (S. 31, 45, 47), Natashabreen (S. 34, 37), Merc67 (S. 39), Catolla (S. 42), Nikolaydonetsk (S. 53, 63, 75, 78, 81, 99, 100), Coprid (S. 55), Juliia_N (S. 57), LZF (S. 58), Tycoon101 (S. 64), Seawave (S. 70), Sonyakamoz (S. 66), Orcearo (S. 95), Nataljusja (S. 104), AETB (S. 107), Rezkrr (S. 123)

iStock
Marilyna (S. 85), Unpict (S. 86), Michael Meijer (S. 89), Solstizia (S. 91), Madeleine Steinbach (S. 102), Alexander Ruiz (S. 111), Santje09 (S. 113)

Adobe Stock
Behewa (S. 83)

Inhalt

Lavandula vera

Melissa officinalis

Valeriana officinalis

Humulus lupulus

Passiflora incarnata

Rhodiola rosea

Kräuter – was sie sind und was sie nicht sind

Früher, als die Menschen noch keine Pharmaindustrie und auch keine Medizin im heutigen Sinn kannten, hatten sie dennoch eine Heilkunde. Hexen, Schamanen oder einfach Kräuterweiblein hüteten die Geheimnisse um die Kräfte der Natur. Sie halfen damit Gebrechlichen und Kranken, Müttern und ihren Kindern, Alten und Jungen. Und wenn sie auch nicht immer erfolgreich waren und mancher Trank sich aus heutiger Sicht als sinnloser Hokuspokus oder gar Giftmischung enttarnt, so hatten sie dennoch viel Erfahrung und Wissen zusammengetragen, wie aus der Natur Hilfe zu holen ist, wenn es einem Menschen an Körper, Geist oder Seele nicht gut geht.

Auf den Spuren dieser Heilkundigen sind wir ein wenig gewandelt und haben zusammengetragen, was den heute lebenden Menschen und ihren speziellen Bedürfnissen an die Hand gegeben werden kann, um ihnen durch Kräuter Hilfe zur Selbsthilfe bei Gesundheitsproblemen zu bieten. Dabei sollte jedoch niemand vergessen, dass Kräuter eben keine pharmazeutischen Tabletten sind. Sie eignen sich dazu, den Körper langsam und sanft umzustimmen, sie eignen sich aber nicht, um schwere Erkrankungen zu behandeln. Sie sind fantastische Helfer bei der Genesung, um den Körper und seine Selbstheilungskräfte zu unterstützen – auch parallel zur heutigen Medizin.

Aber Kräuter sind nicht dazu geeignet, um akuten, womöglich gar lebensbedrohlichen Situationen Paroli zu bieten. Sie sind großartig in der Pflege der Gesundheit und zur Prävention, haben aber keine Berechtigung mehr, wenn es dem Patienten nicht bald besser damit geht. Gleichzeitig sollte man die Kräuter und die Natur nicht unterschätzen. Die Kräfte der Natur sind nicht harmlos.

Kein Kraut sollte über lange Zeit täglich angewendet werden. Nach ein paar Wochen sollte damit Schluss sein. Auch ein selbst gemischter Haustee sollte aus diesem Grund immer mal wieder gewechselt werden.

»Alle Ding' sind Gift und nichts ist ohn' Gift; allein die Dosis macht, dass ein Ding kein Gift ist.« *Paracelsus*

Schon Paracelsus hat es gewusst und an dieser Tatsache hat sich bis heute sicher nichts geändert. Pflanzen und Kräuter haben eine Fülle von natürlichen Inhaltsstoffen, sie können gut oder schlecht für uns sein. Bitte bedenken Sie all das, wenn Sie dieses Büchlein nutzen wollen und gehen Sie verantwortungsvoll mit sich selbst und den hier vorgestellten Informationen um.

Wir wünschen Ihnen
viel Freude mit Kräutern

Katharina Hinze
und Dr. Anja Schemionek

Stress lass' nach!

Stress – das große Übel unserer Zeit! Kennen Sie jemanden, der gar keinen Stress hat? Nie? Wie sehr wünschen wir uns solch einen Zustand! Viele versuchen ihn zumindest im Urlaub – der schönsten Zeit des Jahres! – zu erreichen. Leider schaffen wir es oft auch dann nicht. Da stören der Partner, die Kinder, die Eltern oder auch das Hotel, das Auto, andere Autofahrer ... oder wer oder was auch immer. Es gibt viele Möglichkeiten. Und wenn man erst mal so richtig drin ist im Stress, dann kommt man auch nicht so leicht wieder heraus.

Vielleicht haben Sie das auch schon an sich selbst bemerkt: In einer Situation, in der Sie eigentlich ganz entspannt und gelöst sein könnten, spüren Sie dennoch Stress, sind gereizt, streitsüchtig oder einfach nur ganz schnell überfordert. Da hilft nur eines: eine Pause einlegen, sich zurücklehnen und in sich hineinspüren. Ruhig atmen und nachdenken: „Was kann ich tun, damit es mir wieder besser geht? Damit ich wieder ruhiger werde?“ Und in solch einer Situation kann Ihnen dieses kleine Büchlein helfen.

Mit „Kräuter bei Stress“ können Sie einfach mal ausprobieren, was die Kräuterkunde für Sie zu bieten hat. Es gibt so viele Möglichkeiten – schauen Sie sich die nächsten Seiten an, es ist sicher etwas für Sie dabei! Und dann probieren Sie es mit einem Tee, einem Bad, einem Duftkissen oder einem Likör. Und schon kann es sein, dass Sie endlich, endlich „runterkommen“, gelassener werden und merken: „Die Kräuterkundigen früher, die konnten schon ganz schön viel!“

Stress – was ist das überhaupt?

Einfache Frage? Naja ... Wer von sich sagt, er hätte Stress, meint meistens Termindruck oder zu hohe Leistungsanforderungen in Schule, Beruf, Privatleben oder gar alles zusammen.

• Da ist zum Beispiel die Angestellte, die zu viele Projekte auf ihrem Schreibtisch hat und so viele Telefonate führen muss, dass sie kaum noch zu etwas anderem kommt. Erst wenn ihre Kolleginnen und Kollegen bereits im verdienten Feierabend sind, kann sie in Ruhe arbeiten – die Überstunden zerren an ihren Nerven. Ihr Partner findet ihr berufliches Engagement übertrieben. Es kommt nicht selten noch spät am Abend zu Streit, wenn sie endlich zu Hause ist.

• Oder die junge Mutter, die gerade ihr zweites Kind bekommen hat und nicht weiß, wie sie ihren knapp dreijährigen Erstgeborenen und den Säugling, der sehr viel schreit, unter einen Hut bringen soll. Weder ihre Mutter, die alles besser weiß, noch ihre kinderlosen Freundinnen sind eine Hilfe für sie.

• Oder der junge Mann, der sich nicht entscheiden kann, wie es nach dem Studium mit ihm weitergehen soll. Die Eltern haben ihm den Geldhahn schon lange abgedreht, aber er findet einfach nicht die passende Stelle für sich. Seine Freunde sind alle bereits irgendwo angenommen worden, verdienen gut und machen sich schon über ihn lustig.

Was haben diese drei Beispiele gemeinsam? Es sind Situationen, bei denen die Betroffenen sich überfordert fühlen. Sie meinen, sie können die Anforderungen, die an sie gestellt werden, nicht bewältigen. Ihnen fällt keine Lösung ein, wie sie ihre Situation verbessern sollen. Und hier liegt der erste Schlüssel gegen Stress: Die eigene Wahrnehmung der Situation bietet uns die Möglichkeit, den Stress einzudämmen.

Dabei geht es nicht darum, sich die belastende Situation schönzureden oder gar wegzuschauen, das funktioniert nicht. Das Gefühl, dass da Aufgaben sind, die für mich nicht zu schaffen sind, bleibt nämlich bestehen und verstärkt sich vielleicht noch. Aber wir können unser Gefühl von Stress überdenken und ein bisschen sogar wegdenken und etwas dafür tun, dass Körper und Geist sich nicht dauerhaft in Alarmbereitschaft fühlen müssen, z. B. mit den hier beschriebenen Kräuteranwendungen.

Disstress und Eustress

Stress ist zuerst einmal unangenehm. Oder doch nicht? Nein, Stress ist lebensnotwendig! Ohne Stress können wir nicht existieren. Tiere, denen man in Versuchen eine stressfreie Umgebung gebaut hat, langweilten sich und starben sogar früher als ihre öfter mal gestressten Kollegen in Freiheit. Stress ist also auch Anregung für uns, lässt uns aufmerksam sein und sichert unser Überleben.

Man unterscheidet *Eustress*, der Glücksmomente entstehen lässt, weil die Herausforderung Freude bringt, und *Disstress*, der uns überfordert, negativ fühlen lässt und uns Angst macht. Zu viel Disstress ist schlecht und macht krank. Und ein falscher Umgang mit Stress ist schlecht und macht langfristig krank: Herzprobleme, Gefäßverkalkung, Schlaganfall, Burnout, ja sogar eine Krebsentstehung lässt sich mit Stress in Verbindung bringen. Das will niemand haben - und Sie können tatsächlich etwas dagegen tun!

Disstress hat oft etwas mit Angst zu tun
Versagensangst, Angst andere (und sich selbst) zu enttäuschen, Angst sich eingestehen zu müssen, vielleicht gar nicht so supertoll zu sein, wie bisher gedacht. Das schmerzt, keiner will das erleben. Also hat Stress auch sehr viel mit unserem Selbstbild zu tun, unserem Umgang mit anderen, mit der Atmosphäre, in der wir leben und arbeiten. Denn ob sich negativer Dissstress oder positiver Eustress entwickelt, das entscheidet sich durch unsere eigene Beurteilung der Situation!

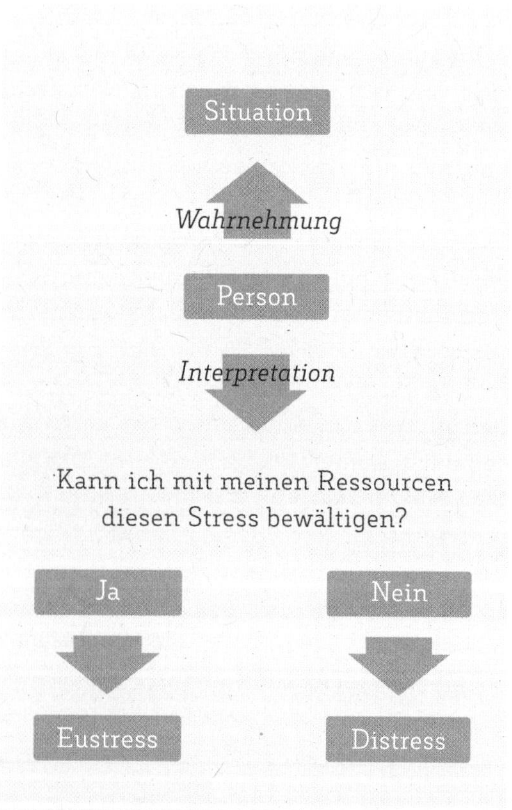

»Entstehung von Stress« nach Lazarus 1974 (modifiziert)

Jeder Mensch nimmt ständig seine aktuelle Situation wahr und bewertet sie. Das passiert ganz automatisch. Wenn diese Person bei einer Situation zu dem Schluss kommt, ihre Fähigkeiten reichen aus, um die Situation zu bewältigen, entsteht kein negativer Stress, im Gegenteil: vielleicht beflügelt die Situation die Person und sie bekommt unterstützenden Eustress und geht gestärkt aus der Lage hervor.

Meint ein Mensch jedoch, seine Ressourcen reichen nicht aus für die an ihn gestellten Anforderungen, dann kommt er in Disstress. Merken Sie was? Stress ist unabhängig von der Situation, aber abhängig von Ihrem Denken, Bewerten und Fühlen! Eine gute Stressbewältigungsstrategie ist es daher, sobald Sie in Stress geraten – innehalten und überlegen: „Was ist es, was mir Stress macht? Habe ich schon Erfahrung mit solch einer Situation?“ Ist die Situation neu, dann können Sie sich an andere neue Situationen erinnern, wie Sie die bewältigt haben. Sie können auf diese Weise die automatische Bewertung Ihrer Lage bewusst korrigieren und so Disstress vermeiden.

Auch wem es gelingt, Situationen in Einzelteile zu zerlegen, hat etwas gewonnen: Einzelne Bereiche des Problems oder der Situation sind möglicherweise leicht oder zumindest leichter zu bewältigen als das Gesamtproblem. Wenn Sie die Einzelsituationen gelöst haben, dann ist das „Restproblem" kleiner geworden und damit vielleicht besser oder wahrscheinlicher zu bewältigen. Auch diesen Weg können Sie bewusst wählen und Disstress in Eustress umwandeln.

Nachdenken bei Stress geht nicht? Geht doch!
Sie haben es vielleicht eben schon auf den Lippen gehabt? „Wenn ich im Stress bin, habe ich doch gar keine Zeit zum Nachdenken!" Haben Sie doch, nämlich dann, wenn nicht der Stress Sie in der Hand hat, sondern Sie den Stress! Bleiben Sie handlungsfähig im Stress, bleiben Sie gelassen, lassen Sie den Stress weniger nah an sich heran

und analysieren Sie Ihre Situation glasklar. Sie entscheiden selbst, ob Sie sich das erlauben oder nicht und stattdessen in Ihrem meist negativen Automatismus bleiben.

Erlauben Sie sich das Nachdenken, dann können Sie Dissstress in Eustress umwandeln und davon profitieren, statt daran zu erkranken!

Und dabei können Ihnen die Kräuter aus diesem Büchlein helfen und Sie unterstützen, Ihre Stressresistenz zu erhöhen und Ihre Entspannungsfähigkeit zu verbessern. Dann können Sie es sich in der Situation auch leichter erlauben, nachzudenken! Probieren Sie es aus, Sie haben es in der Hand!

Lavandula

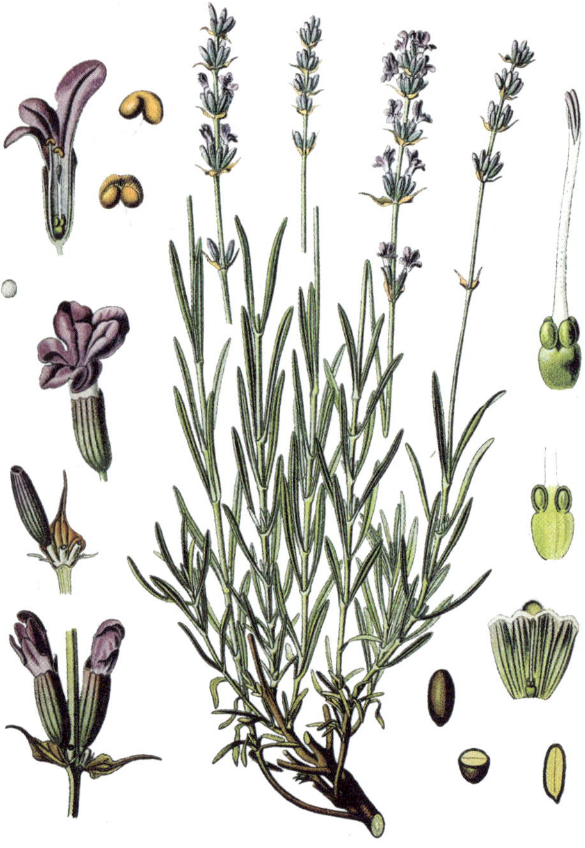

vera

Echter Lavendel

Früher als „Oma-Duft“ und Mittel gegen Kleidermotten verpönt, erfährt Lavendel heute eine verdiente Renaissance. Und das ist nicht verwunderlich, denn Lavendel wirkt beruhigend auf unsere Nerven. Diese Wirkung geht vor allem auf bestimmte Stoffe im ätherischen Öl des Lavendels zurück (u. a. Linalool, Linalylacetat). So kann der Echte Lavendel in unserem heutigen, oft von Termindruck und Leistungsanforderungen geprägten Alltag sehr hilfreich sein. Das weiß man allerdings schon lange, nicht umsonst hieß der Lavendel früher im Volksmund auch „Nervenkräutlein“! Er wird eingesetzt bei Unruhezuständen, nervösen Magen-Darm-Beschwerden, stressbedingter Schlaflosigkeit und äußerlich bei gereizter Haut, z. B. Sonnenbrand.

Der Name Lavendel kommt vermutlich von lateinisch lavare, „waschen“: Die Römer haben schon früh Lavendelwasser in ihren Badehäusern verwendet. Viele Menschen erinnert der Duft an frisch gewaschene Wäsche. Doch die Reinigung kann nicht nur körperlich verstanden werden, sondern auch seelisch.

»Lavendel wäscht Körper und Seele rein, vertreibt böse Geister und unreine Gedanken, stärkt das Ich und ist ein bittrer Trank gegen Leberleiden.« *Hildegard von Bingen*

Der Echte Lavendel hat mehrere wissenschaftliche Namen: *Lavandula angustifolia*, das bedeutet soviel wie Schmalblättriger Lavendel und weist auf sein Aussehen hin. Er heißt aber auch *L. vera* (der Wahre, also Echte Lavendel) oder *L. officinalis*. Der letzte Name zeigt an, dass es sich beim Echten

Lavendel um eine lang bewährte Heilpflanze handelt, die schon in den früheren Apotheken verarbeitet und verkauft wurde.

LAVENDELARTEN UND DAS ÄTHERISCHE ÖL

Der Echte Lavendel hat viele „Geschwister". Je nach Literaturquelle werden bis zu knapp vierzig Lavendelarten beschrieben, die sich wiederum in verschiedene Unterarten und Varianten aufteilen können. Bei der Gewinnung des ätherischen Öls haben auch andere Arten Bedeutung, vor allem der Speik-Lavendel *(L. latifolia)* und der Lavandin *(L. hybrida)*. Darauf sollte man gut achten, denn der Speik-Lavendel belebt eher, als dass er beruhigt. Er wird daher als Unterstützung beim Lernen, als Herztonikum und zur Stärkung des Immunsystems eingesetzt. Auch der Lavandin-Lavendel hat eine erfrischende Wirkung. Also: Augen auf beim Kauf eines ätherischen Lavendelöls. Nur das Öl des Echten Lavendels (Lavendel fein) hat die hier beschriebene Bedeutung bei Stress.

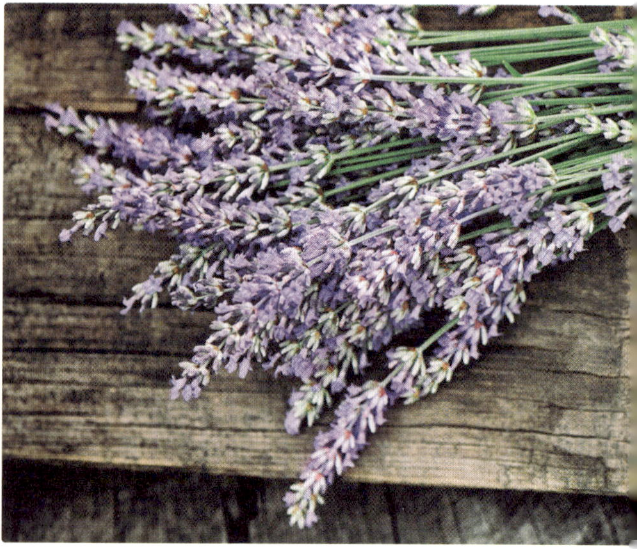

Lavendel selbst anbauen

In der freien Natur ist Lavendel selten, aber als Gartenpflanze mit seinen schönen blauvioletten, duftenden Blüten ist er weit verbreitet und auch bei Schmetterlingen und Bienen sehr beliebt. Normalerweise wird er als Duft- und Heilpflanze im Mittelmeerraum kultiviert.

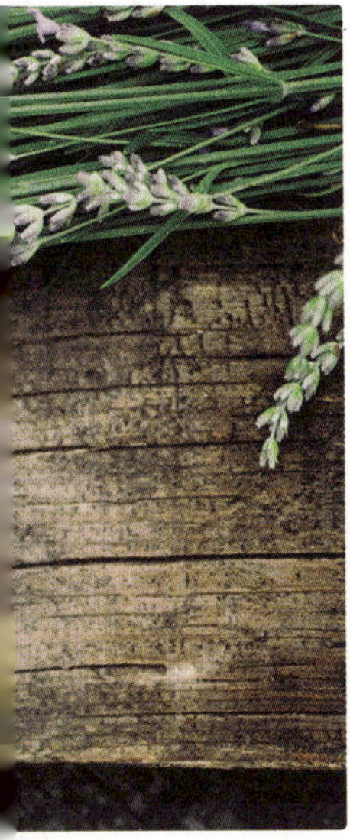

Besonders die Provence ist berühmt für ihre kilometerlangen Lavendelfelder. Aber auch in Spanien und Südosteuropa wird er angebaut. Seine Blütezeit liegt zwischen Juli und August. Wer einmal einen Sommerurlaub in Lavendelanbaugebieten verbracht hat, der wird die violetten Felder nie wieder vergessen.

Lavendel braucht einen sonnigen Standort und sollte nie „nasse Füße“ haben. Ansonsten ist die Pflanze pflegeleicht, winterhart und gut in Töpfen zu kultivieren. Wenn Sie eine optimale Duftentwicklung bei Ihrem Lavendel erreichen möchten, dann sollten Sie die Pflanzen eher trocken halten, die Erde leicht kalken und nur äußerst selten düngen. Denn Lavendel ist - wie die meisten Kräuter - an kargen Boden gewöhnt und bringt dann das beste Aroma.

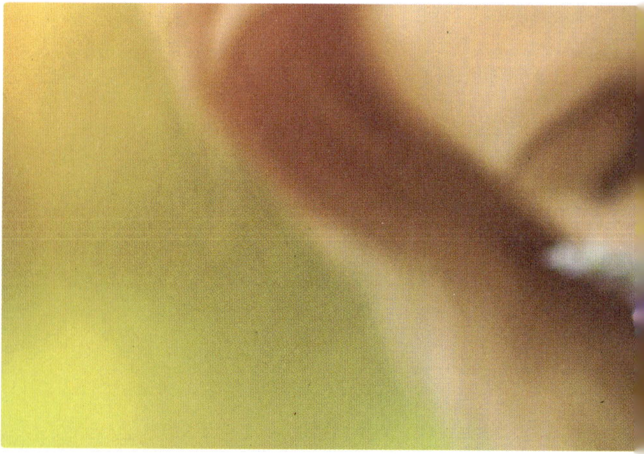

Lavendel ernten

Lavendel gehört botanisch in die Familie der Lippenblütler (Lamiaceae), seine kleinen Blüten sitzen recht nah beieinander an einem hochstehenden Stängel und bilden dort eine Art Ähre. Die Ernte dieser Blütenähren ist daher sehr einfach: Stängel abschneiden, als Sträuße kopfüber an einem dunklen und trockenen Ort aufhängen, fertig. Später werden die trockenen Einzelblüten von den Köpfen mit leichtem Druck

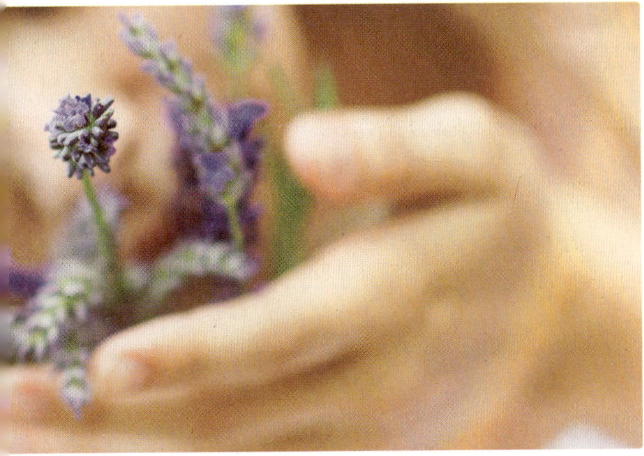

durch die Finger abgerieben. Schwieriger ist es mit dem Ernte-Zeitpunkt: Lavendel enthält kurz vor Beginn der Blüte am meisten duftende Inhaltsstoffe. Sie sollten die Stängel also ernten, sobald sich die ersten Blüten einer Lavendel-Ähre öffnen - und das bei trockenem Wetter, am besten am späten Vormittag, wenn der Tau gut abgetrocknet ist.

Das Öl gewinnen

Es ist ein mühsames Unterfangen an das ätherische Öl des Lavendels zu kommen. Es gelingt durch die sogenannte Wasserdampfdestillation. Dafür werden Lavendelblüten mit Wasserdampf durchzogen und der Dampf aufgefangen. Darin stecken etwa 3 % ätherisches Lavendelöl, die sich oben als dünne Schicht absetzen. Wenn Sie es versuchen wollen, können Sie sich entweder eine Destillationsanlage zulegen – nicht ganz billig – oder Sie nutzen dafür eine Espresso-Maschine. Bei der Destille kommen die Einzel-Lavendelblüten in den Kolben und werden zusammen mit Wasser erhitzt. Bei der Espresso-Maschine legen Sie die Blüten in das Metallsieb wie sonst das Kaffeepulver. Das Wasser kommt ganz normal in den unteren Behälter, der erhitzt wird. Allerdings sollten Sie sich schon eine extra Lavendel-Espresso-Maschine leisten, sonst

vera

wird das Ergebnis eine unschöne Mischung aus Lavendel und Kaffeeduft. Das Lavendelwasser (=Hydrolat), das bei diesen beiden Methoden gewonnen wird, kann direkt als Raumspray oder Gesichtswasser genutzt werden. Oder man lässt es stehen, damit sich das Öl oben absetzt, saugt es mit einer kleinen Pipette vorsichtig ab und füllt es in kleine Fläschchen.

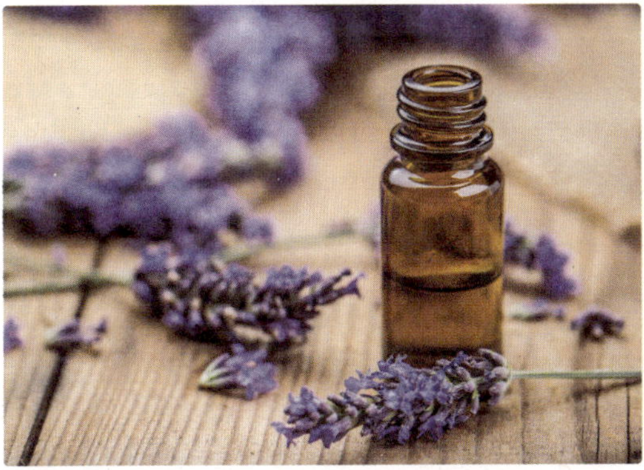

Lavendel anwenden

Wer Lavendel mag, der kann bei Stress, Unruhe, Hektik, Gedankenkreisen und stressbedingten Schlafproblemen mit dieser wunderbaren Pflanze viel für sich tun. Die wirksamen Inhaltsstoffe des Lavendels können eingenommen oder auch über die Haut und über die Nase aufgenommen werden. Daher eignet sich Lavendel auch als Massage- und Duftlampenöl oder als Badezusatz.

Lavendeltee

Man braucht

- 2 Teelöffel (ca. 1,5 g) getrocknete Lavendelblüten in einem Teesieb oder Teefilter
- 250 ml kochendes Wasser

Ein duftender und dampfender Tee alleine kann schon gegen Hektik wirken. Wie gut, wenn dann noch helfende Substanzen enthalten sind! Die Blüten mit dem Wasser übergießen, fünf Minuten zugedeckt ziehen lassen und die Blüten abseihen. Mindestens zwei Tassen am späten Nachmittag und Abend trinken, maximal drei bis vier Tassen pro Tag. Nutzen Sie noch weitere Anwendungen mit Lavendel, trinken Sie bitte maximal zwei Tassen dieses Tees am Tag, um eine Überdosierung zu vermeiden.

Schlaftee

Man braucht

- 1 Teelöffel (ca. 1,5 g) getrocknete Lavendelblüten
- 1 Teelöffel getrocknete Hopfenblüten
- 1 Teelöffel getrocknete Melisseblätter
- 250 ml kochendes Wassser

Bei stressbedingten Schlafproblemen kann ein Tee aus Lavendel, Hopfen und Melisse sehr hilfreich sein. Die Pflanzenteile mit dem Wasser überbrühen, zehn Minuten zugedeckt ziehen lassen, dann die Kräuter z. B. durch einen Kaffeefilter oder ein Teesieb abseihen und direkt schluckweise trinken.

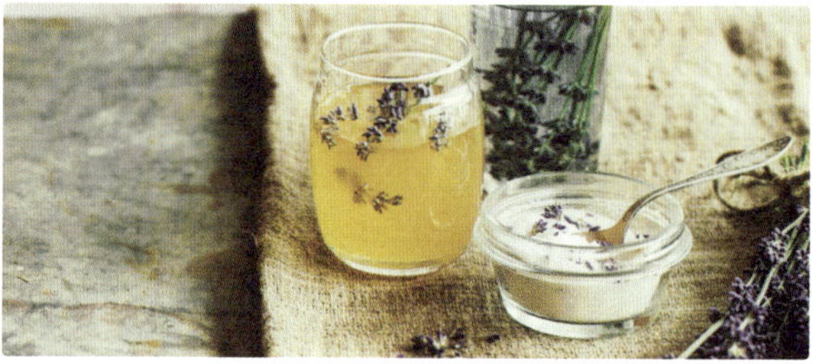

Lavendelöl auf Honig

Man braucht

- 1 Teelöffel Honig
- 2 Tropfen ätherisches Lavendelöl
- 1 weiteren Teelöffel

Wenn Sie Teetrinken nicht mögen, können Sie die Lavendelwirkung durch das (gekaufte) ätherische Öl einfacher haben. Das Öl auf den Honig tröpfeln, mit dem zweiten Teelöffel etwas in den Honig einrühren und beide Löffel gut ablecken. Bei Bedarf kann diese Mischung zweimal am Tag eingenommen werden. Alternativ können Sie das Öl auch auf ein Stück Würfelzucker auftropfen und lutschen. Wenden Sie weitere Rezepte mit Lavendel an, nehmen Sie bitte maximal zwei Tropfen Lavendelöl pro Tag ein.

Lavendellikör

Man braucht
- 20 g getrocknete Lavendelblüten
- 10 g Orangenschale (ungespritzt)
- 100 g Honig
- 700 ml Wodka

Alles in ein sauberes, weithalsiges und luftdicht verschließbares Gefäß füllen, etwas schütteln und an einen warmen, dunklen Ort stellen. Nach acht Wochen und hin und wieder mal schütteln durch einen Kaffeefilter aus Papier abseihen und in kleine Flaschen füllen – beschriften nicht vergessen. Bei Bedarf ein Schnapsglas vor dem Zubettgehen einnehmen. Der Likör hält sich etwa ein Jahr.

Lavendel-Tinktur

Man braucht

- 100 g getrocknete Lavendelblüten
- ½ Liter 40%igen Alkohol (Wodka, o. ä.)

Eine Tinktur ist eine typische phytomedizinische Darreichungsform. Sie ist ganz einfach herzustellen: Blüten und Alkohol zusammen in eine Flasche geben, drei bis vier Wochen an einem dunklen Ort stehen lassen, ab und an schütteln. Dann durch einen Papier-Kaffeefilter abseihen, die Tinktur in dunkle Flaschen füllen und beschriften. Bei Bedarf täglich einen Teelöffel der Tinktur einnehmen.

Frische Lavendelmilch

Man braucht

- 200 ml Milch
- 2 Teelöffel Lavendelblüten
- 1 Teelöffel Honig oder andere Süßmittel nach Geschmack

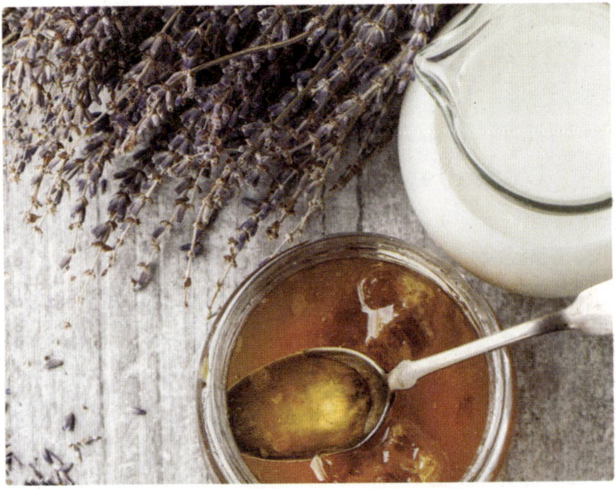

Milch mit Honig ist vielen Menschen aus der Kindheit als Einschlafhilfe vielleicht noch bekannt. Wer dieses gute Hausmittel mit Lavendel aufwertet, gewinnt einen wunderbaren Schlaftrunk: Die Blüten und die Milch zusammen vorsichtig erwärmen, bis die Milch anfängt zu dampfen, aber nicht kocht. Den Herd ausschalten, den Topf abdecken und auf der warmen Herdplatte zehn Minuten ziehen lassen. Mit einem kleinen Sieb abseihen, nach Wunsch süßen und direkt warm trinken.

Lavandula

Lavendel in der Küche

Lavendel kann auch gegessen werden und darüber ganz sanft seine beruhigende Wirkung erzielen. Er ist z. B. häufig Bestandteil der „Kräuter der Provence“. Lavendelblüten oder -äste ergeben in hellem Balsamico eingelegt und ein paar Wochen durchgezogen einen wunderbaren Salatessig. Auch als Würzkraut über Obstsalate oder zusammen mit anderen Kräutern als Marinade für Lammfleisch ist Lavendel ideal. Ziegenfrischkäse verfeinert mit Lavendelblüten und Honig ist ein Gedicht! Ebenso ist Schlagsahne, in der vor dem Schlagen zwanzig Minuten lang Lavendelblüten ziehen durften, eine Bereicherung für jede Süßspeise. Oder einfach Lavendelblüten in Honig einlegen und als Brotaufstrich oder Dessertzutat verwenden – der Fantasie sind keine Grenzen gesetzt!

vera

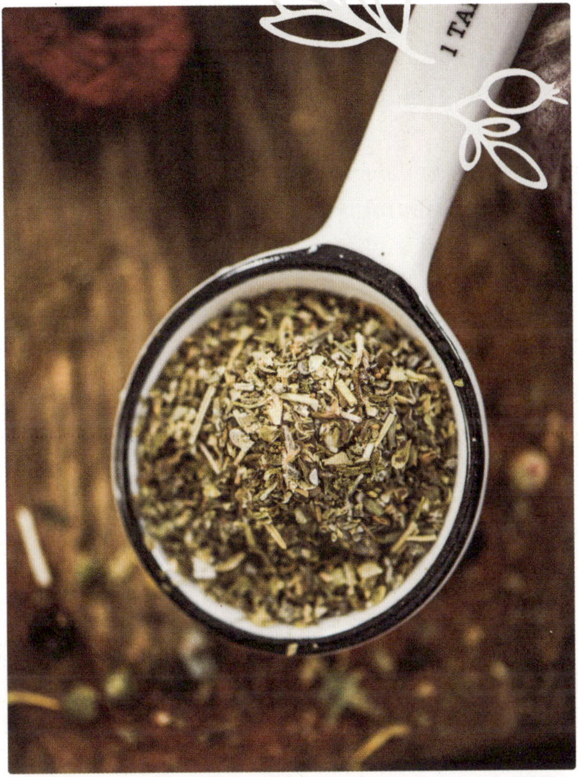

Lavendel-Vollbad

Man braucht

- 1 Becher Sahne oder 400 ml Milch
- 40 Tropfen ätherisches Lavendelöl, alternativ 20 Tropfen Lavendel- und 20 Tropfen Melissenöl

Nach Belieben

- 2 Esslöffel Honig
- 2 Esslöffel Mandelöl

Zutaten vermischen und nach dem Einlaufen des Wassers in die Badewanne geben.

Alternativ

- 50 g getrocknete Lavendelblüten
- 1 Liter kochendes Wasser
- 1 Becher Sahne

Blüten mit dem Wasser übergießen, zehn Minuten abgedeckt ziehen lassen, dann abseihen. In den etwas abgekühlten Sud die Sahne einrühren und alles ins bereits eingefüllte Badewasser geben.

Alternativ

- 4 Teelöffel getrocknete Lavendelblüten
- 500 ml kochendes Wasser
- 2 Esslöffel Aloe-vera-Saft
- 15 Tropfen ätherisches Lavendelöl

Blüten mit Wasser übergießen, zehn Minuten abgedeckt ziehen lassen, danach abseihen. Nach etwas Abkühlen den Sud mit Aloe-vera-Saft und Lavendelöl mischen und direkt zum Badewasser geben.

Die Badedauer mit Lavendel sollte bei allen Anwendungen etwa zwanzig Minuten betragen, damit das ätherische Öl von der Haut aufgenommen werden kann. Lavendelbäder wirken besonders gut, wenn gestresste Menschen das Gefühl haben, am liebsten „aus der Haut fahren" zu wollen oder ihre Haut durch den Stress empfindlich geworden ist.

ACHTUNG! Immer das Haltbarkeitsdatum beachten. Ist das Öl alt, kann es oxidiert sein und zu Hautreizungen führen.

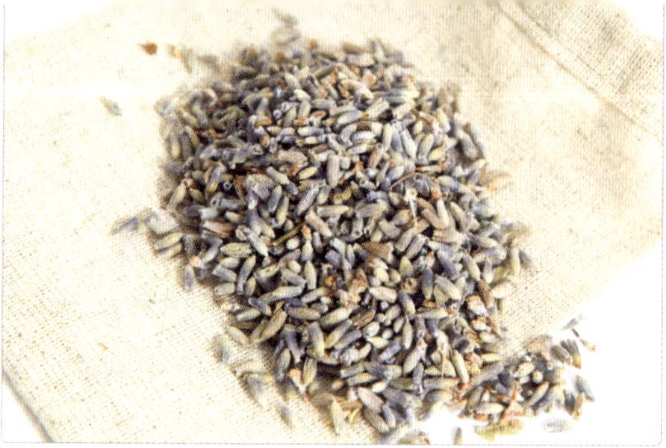

Lavendelkissen

Unter oder neben das Kopfkissen gelegt, hilft ein Lavendelkissen vor dem Einschlafen den Geist zu beruhigen und ein Gedankenkreisen zu verhindern.

Man braucht

- 1 Baumwoll- oder Leinenkissenhülle (Größe 15 x 15 cm) oder entsprechende Stoffstücke zum Selbstnähen
- 1 Woll- oder Baumwollvlies (Größe 14 x 28 cm)
- evtl. 1 oder 2 Reiß- oder Klettverschlüsse
- 50 bis 100 g getrocknete Lavendelblüten

Das Vlies in der Mitte falten, zwei Seiten zunähen, an der offenen Seite die Lavendelblüten einfüllen, verschließen und in die

Kissenhülle einlegen. Es ist auch möglich, die Lavendelblüten direkt in das Baumwollkissen zu geben. Dann kann es aber sein, dass die trockenen Blüten ein wenig kratzen, wenn man in der Nacht darauf zu liegen kommt. Nach spätestens einem Jahr ist der Duft verflogen und die Blüten sollten durch frische ersetzt werden. Wer sich die Mühe macht, in das Vlieskissen und ggf. auch in die Hülle je einen Verschluss einzunähen, kann das Säckchen leichter neu befüllen.

Lavendeltaschentuch

Als schnelle Alternative zum Lavendelkissen kann man ein Papiertaschentuch eng zusammenrollen, dass es in eine Faust passt und auf der Daumenseite leicht heraussteht. Dort tropft man in die Mitte des zusammengerollten Tuches ein paar Tropfen Lavendelöl. Dann hält man das Tuch in der Faust unter die Nase. Durch die Wärme der Hände verdunstet das aromatische Öl und kann eingeatmet werden.

Lavendelöl einreiben

Man braucht

- 15 ml Mandel- oder Jojobaöl
- 40 Tropfen ätherisches Lavendelöl

Wer sich mit natürlichem Parfüm beduftet, riecht nicht nur für andere gut, sondern atmet die ätherischen Öle auch selbst die ganze Zeit ein. Das können Sie beim Lavendelduft gut zur Beruhigung nutzen. Die Öle gut miteinander mischen und bei Bedarf z. B. auf die Stirn, die Handgelenke, den Nacken oder an anderen Stellen ein paar Tropfen der Mischung einmassieren. Da Lavendel auch eine ganz leichte Hormonwirkung haben kann, ist es nicht gut, das Öl in Brustnähe aufzubringen.

Aromatherapie/Duftlampe

Im Arbeitszimmer, im Schlafzimmer, im Kinderzimmer, im Klassenzimmer – wo immer man Stress, Hektik und Unruhe spürt, kann man eine Duftlampe mit Wasser und ein paar Tropfen Lavendelöl aufstellen. Hebammen setzen das Öl gern während der Geburt zur Beruhigung von Mutter und Kind (und Vater!) ein.

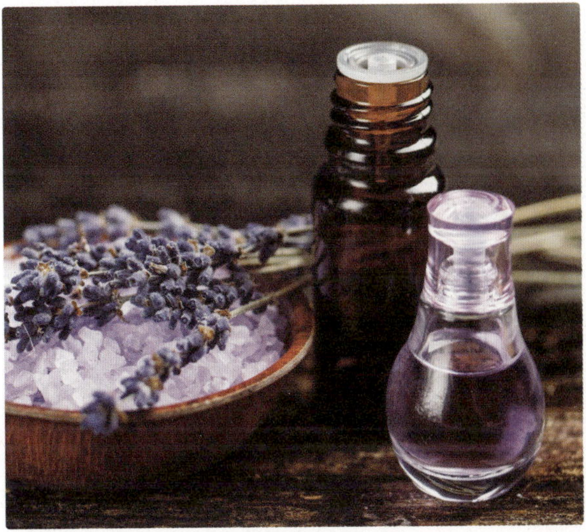

VORSICHT, LAVENDEL?

Neben- und Wechselwirkungen sind, bei Einhaltung der Dosierungsanweisungen, weder bei innerlicher noch bei äußerlicher Anwendung von Lavendelblüten oder -öl zu erwarten. Lavendel hat darüber hinaus ein sehr niedriges allergenes Potenzial. Bei hoher Dosierung ist jedoch Vorsicht geboten: Beim Bedienen von Maschinen oder beim Autofahren kann die Reaktionsfähigkeit eingeschränkt sein.

Wichtig! Bei Einnahme von Beruhigungs- oder Schlafmitteln (Barbiturate, Benzodiazepine) sollte vor der Anwendung von Lavendel mit dem behandelnden Arzt darüber gesprochen werden. Bei Kindern unter zwei Jahren und bei Asthmatikern sollten keine Vollbäder und das ätherische Lavendelöl nicht in der Nähe von Mund und Nase angewendet werden. Auch Schwangere, Stillende und Kinder unter 12 Jahren sollten Lavendel nur in Absprache mit einem Therapeuten nutzen.

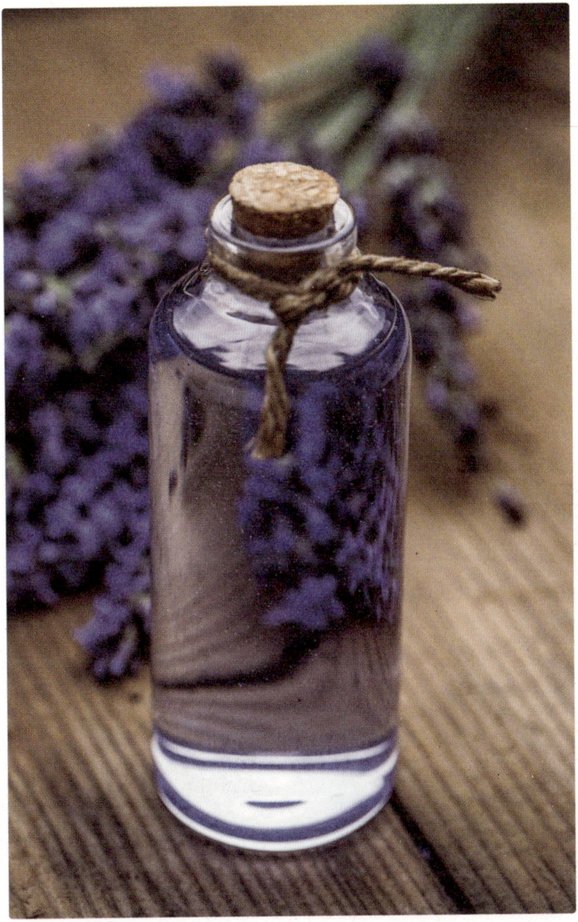

Melissa

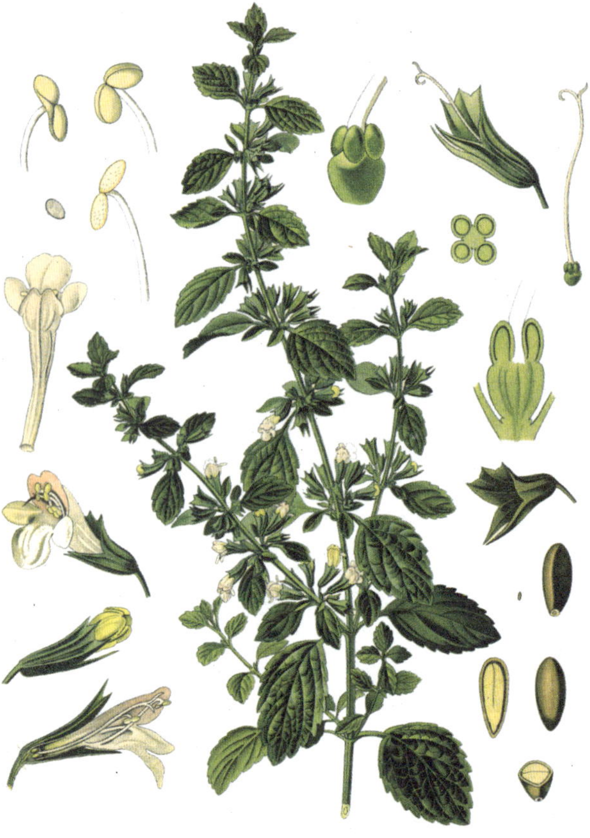

officinalis

Zitronenmelisse

Die Echte Zitronenmelisse ist ein typisches Beispiel für Understatement: Sie ist so unscheinbar und unauffällig, dass sie leider viel zu oft übersehen und vergessen wird. Dabei ist sie häufig anzutreffen in unseren Gärten und auch wild kommt sie vor. Dennoch sind ihre hervorragenden helfenden Fähigkeiten gerade in der heutigen durch Stress geprägten Zeit leider wenig bekannt.

Die Zitronenmelisse kennt man in unseren Breiten seit dem 11. Jahrhundert aus Klostergärten als Duft-, Heil- und Gewürzkraut. Sie kam wahrscheinlich aus dem arabischen Raum zu uns, aber am Mittelmeer wurde sie schon vorher seit Jahrtausenden kultiviert. Die auch nur „Melisse" genannte Pflanze hat noch andere Namen, z. B. „Bienenkraut", „Zitronenkraut" oder auch „Herzenstrost".

Damit sind manche ihrer Eigenschaften bereits angedeutet: Die Melisse ist eine sehr gute Pflanze für das gestresste Herz und ihr angenehmes Aroma ist zitronig und leicht minzig zugleich.

Schon wenn man im Sommer nur an der Pflanze entlangstreift, bemerkt man diesen erfrischenden und belebenden Duft. Doch die Inhaltsstoffe der Pflanze und ihr ätherisches Öl wirken nicht nur belebend, sondern allgemein beruhigend und auch schlaffördernd. Die Blüten des Bienenkrauts sind bei Bienen und allen möglichen anderen Insekten hochbegehrt. Auch der wissenschaftliche Name *Melissa officinalis* zeigt das, denn vermutlich kommt er vom griechischen *„meli"*, was „Honig" heißt. Der zweite Namensteil hingegen verrät, dass es sich hier um eine wichtige Heilpflanze handelt, die schon sehr früh in alten Apotheken zu bekommen war.

Besonders erfreulich bei all ihren guten Eigenschaften ist, dass von der Melisse keine

Neben- oder Wechselwirkungen bekannt sind und es auch keine Fälle gibt, bei denen man sie besser nicht anwenden sollte (Kontraindikationen).

»Melisse ist von allen Dingen, die die Erde hervorbringt, das beste Kraut für das Herz; innerlich genossen macht sie fröhlich und erheitert das Herz. Sie erneuert alle Kräfte des Körpers.«

Paracelsus

Sehr gut bekannt ist der Melissengeist, der mancherorts als wahres Allheilmittel gepriesen und damit definitiv überschätzt wird. Hintergrund bei solch übermäßiger Nutzung könnte sein hoher Alkoholgehalt sein: Manche benutzen ihn eben als Alibi-Heilmittel und verdecken darüber ihren „Bedarf“ an Alkohol.

Der Melissengeist hat es aber nicht verdient in Verruf zu geraten. Wird er gezielt und richtig eingesetzt, bringt er die guten Eigenschaften der Melisse voll zur Geltung bei fast allen nervös bedingten Beschwerden wie z. B. Albträume, Unruhe- und Erschöpfungszustände, Lampenfieber, stressbedingte Herzbeschwerden und Herzklopfen.

Auch gegen Wetterfühligkeit und bei einem durch Stress aus dem Takt geratenen Verdauungssystem, sowie bei Blähungen und Krämpfen, Appetitlosigkeit und auch äußerlich bei Verspannungen und Muskelkater kann die Melisse gute Dienste leisten.

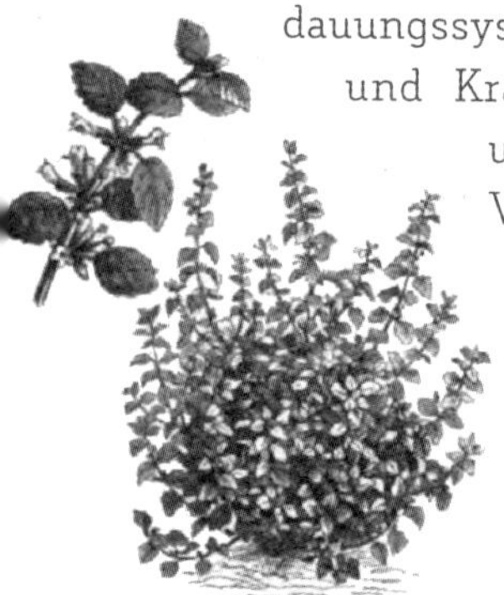

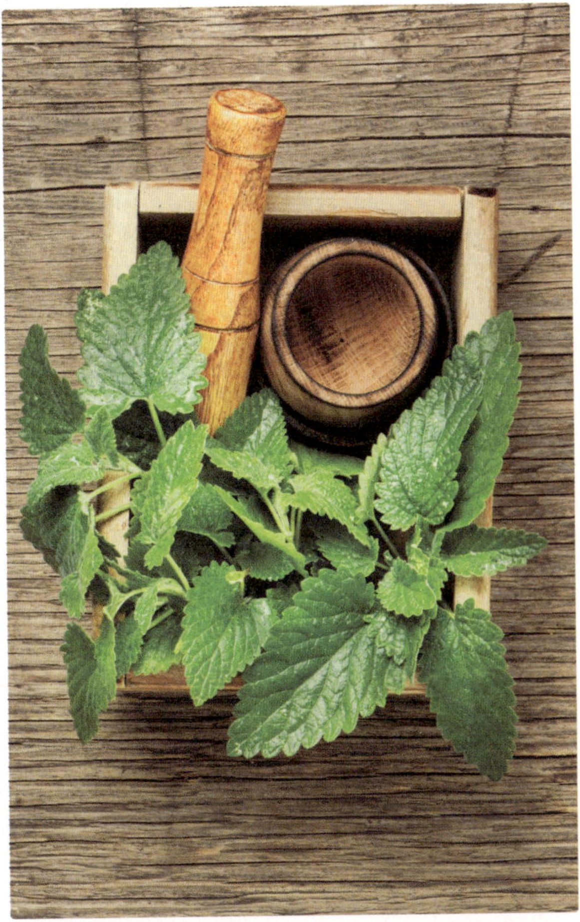

Melissengeist

Man braucht

- 16 g frische Melissenblätter
- 5 g getrocknete Alantwurzel
- 4 g frische Bitterorangen- oder Zitronenschalen
- 3 g getrocknete Angelikawurzel
- 2 g getrocknete Ingwerwurzel
- 2 g getrocknete Galgantwurzel
- 2 g getrocknete Nelkenblüten
- 2 g getrocknete Enzianwurzel
- 2 g getrocknete Zimtrinde
- 2 g getrocknete Kardamonsamen
- 80 ml Wasser
- 320 g 96%iger Weingeist

Die Herstellung des bekannten Melissengeistes geht auf eine Nonne des Karmeliterordens zurück. Mit viel Gespür für das Kaufmännische hat sie 1826 ein Unternehmen aufgebaut, das heute Weltmarktführer ist. Unser Rezept ist an die im Karmeliterorden bekannte Rezeptur angelehnt. Alle Gewürze, außer der Melisse, im Wasser kurz zum Kochen bringen. Nach dem Abkühlen den Weingeist und die Melissenblätter hinzufügen. Vier bis sechs Wochen an einem warmen, dunklen Ort ziehen lassen, ab und an schütteln. Durch ein Tuch oder einen Kaffeefilter abseihen und in kleine Fläschchen abfüllen.

Diese Arznei hat einen Alkoholgehalt von ca. 80 %, deshalb ist sie bei innerlicher Anwendung nicht für Kinder, Schwangere, Alkohol- und Leberkranke geeignet. Für Einreibungen ist Melissengeist bei verspannten Muskeln (bei Stress v. a. im Schulterbereich) und bei Muskelkater bestens geeignet, innerlich bei nervöser Unruhe, nervösen Herzbeschwerden und als mildes Einschlafmittel. Dafür bei Bedarf dreimal täglich 15 bis 20 Tropfen in etwas Wasser geben und trinken.

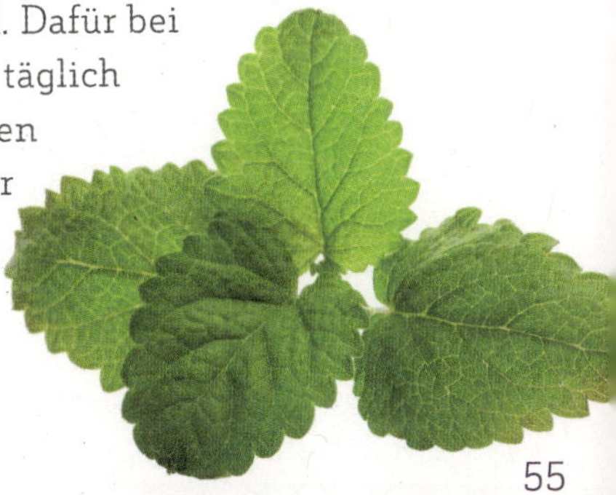

Das Öl der echten Melisse

Das ätherische Öl der Zitronenmelisse ist sehr teuer. Das kommt daher, dass die Blätter nur wenig davon enthalten (0,8 %, eine Ölgewinnung im kleinen Rahmen daheim ist daher kaum möglich). Und es führt dazu, dass viele Ersatzstoffe angeboten werden, die ähnlich riechen, aber nicht dieselbe Wirkung entfalten. Gerne wird da Citronellöl *(Melissa indicum)*, das ätherische Öl aus der Zitrone *(Citrus)* oder „Indisches Melissenöl" aus Zitronengras *(Cymbopogon citrati aetheroleum)* angeboten. Doch nur das ätherische Öl von *Melissa officinalis* hat die Anti-Stress-Wirkungen, die hier beschrieben sind. Daher sollten Sie nur Öl kaufen auf dem explizit steht: gewonnen durch Wasserdampfdestillation aus *Melissa officinalis.*

Dass Stress auch auf das Immunsystem wirkt, das merken wir in stressigen Zeiten, wenn sich ein in uns schlummernder Lippenherpes wieder meldet. Gegen die unangenehmen und schmerzenden Bläschen ist

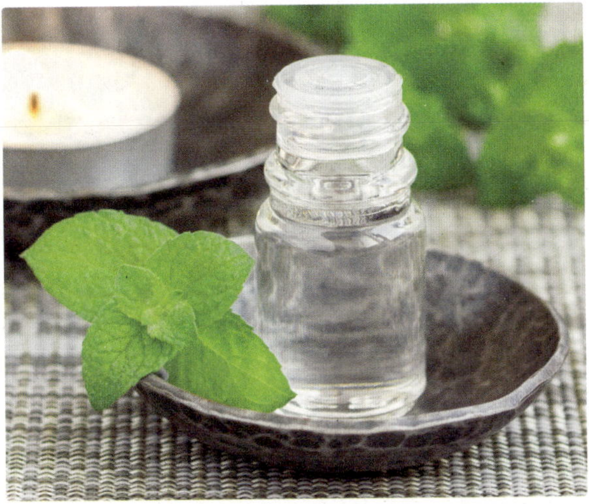

ein Kraut gewachsen: Melisse! Das ätherische Öl der Pflanze wirkt antiviral, dadurch können sowohl das Melissen-Hydrolat (Wasserdampfauszug) als auch das aufgetragene reine ätherische Öl dagegen helfen. Inhaltsstoffe der Melisse (v. a. Rosmarinsäure) besetzen die Andockstellen des Virus an unseren Zellen und verhindern, dass das Virus erneut eindringen kann. Somit kann Melisse helfen, den Herpes-Ausbruch zu verkürzen.

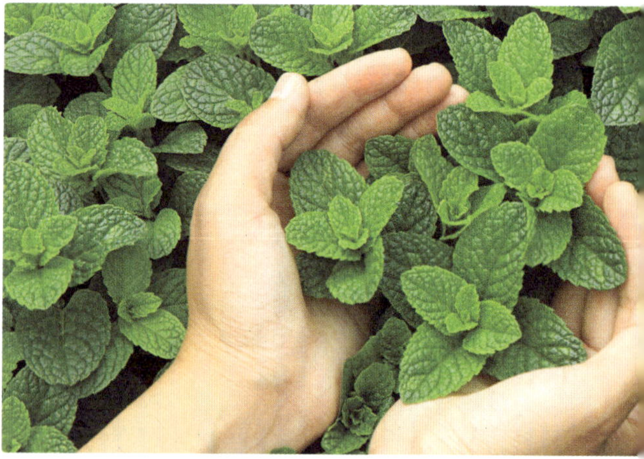

Melisse selbst anbauen und ernten

Zitronenmelisse lässt sich leicht im Garten und auch in Töpfen kultivieren. Sie wird bis zu einem Meter hoch, braucht einen nährstoffreichen, eher trockenen, durchlässigen Boden und einen warmen Standort. Wo sie sich wohlfühlt, bildet sie wuchernde Ausläufer. Geerntet wird bei trockenem Wetter kurz vor der Blüte, meist Anfang bis Mitte Juni, dann ist der Wirkstoffgehalt am höchsten. Wird die Melisse zu anderen Zeiten geerntet,

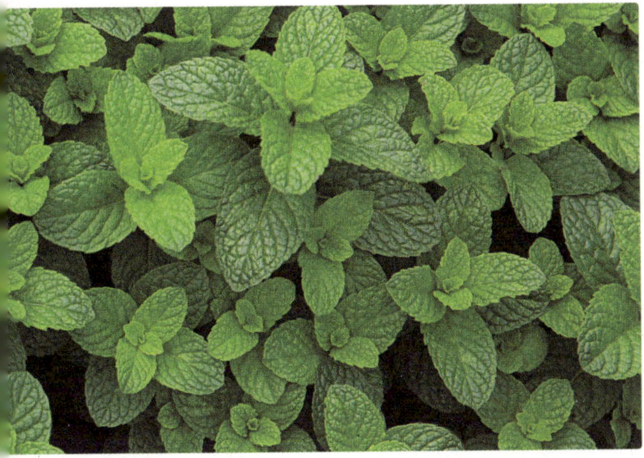

ist das Aroma dahin und die Blätter schmecken nur nach Stroh. Am besten werden die Stängel kurz über dem Boden abgeschnitten, anschließend die Blättchen abgestreift und an einem warmen, schattigen Ort zum Trocknen ausgebreitet. Die trockenen Blätter sollten nicht zerkleinert, sondern als Ganzblatt aufbewahrt werden, sie verlieren sonst zu viel von ihrem ätherischen Öl und damit ihre Wirkung.

Melissentee

Man braucht

- 3 bis 5 Teelöffel getrocknete oder 4 bis 7 Teelöffel frische, klein geschnittene Melissenblätter
- 250 ml kochendes Wasser

Ein Melissentee ist der Klassiker unter den Anwendungen der feinen Blättchen. Die Melissenblätter in eine große Tasse geben, mit kochendem Wasser überbrühen und sieben bis zehn Minuten abgedeckt ziehen lassen. Melissentee wird stärker aufgegossen als andere Kräutertees, dann entfaltet sich seine beruhigende Wirkung besonders gut. Vor allem bei nervösen Magenkrämpfen oder -schmerzen wirkt ein kräftiger Aufguss lösend, dann im Verlauf eines Tages dreimal eine Tasse des Tees trinken. Bei nervös bedingten Einschlafstörungen sind zwei Tassen am Abend empfehlenswert.

Melissen-Frischpflanzenpresssaft

Frischpflanzensaft kann man fertig im Reformhaus oder in der Apotheke kaufen, das geht schnell und einfach. Aber auch Presssaft selbst herzustellen ist nicht schwierig.

Dafür wird ein ordentliches Büschel Zitronenmelisse in einen Haushaltsentsafter gegeben. Die Ertragsmenge ist auch immer abhängig von der Witterung: Je feuchter der Boden, desto mehr Zellsaft haben die Pflanzen, bei Trockenheit ist es entsprechend etwas weniger.

Zum Einnehmen kann dem Saft etwas Zitrone beigefügt werden. Auf jeden Fall ist er nicht haltbar und sollte gleich verbraucht werden. Zwei bis drei Esslöffel pro Tag pur oder in Wasser sollten es sein. Wer das nicht verträgt, muss weniger nehmen, bei Kindern bitte immer nur die Hälfte verabreichen. Eine Kur mit Melisse-Frischpflanzenpresssaft sollte nicht länger als eine Woche andauern.

Melissentinktur

Man braucht

- 100 g frische Melissenblätter
- 500 ml 40%iger Alkohol,
  z. B. Doppelkorn, Wodka oder Obstbrand

Eine andere klassische Form des Melissenauszugs ist die Tinktur. Die frischen Melissenblätter nach der Ernte etwa zwei Stunden im Schatten liegen lassen, dann sofort klein schneiden, in ein großes, verschließbares Gefäß füllen und mit dem Alkohol übergießen, sodass alle Pflanzenteile bedeckt sind. Zwei bis drei Wochen ziehen lassen und täglich schütteln. Danach abseihen und in dunkle Tropfflaschen füllen, Beschriften nicht vergessen. Dreimal täglich fünf bis zehn Tropfen in etwas Wasser geben und trinken.

Melissenvollbad

Man braucht

- 70 bis 80 g getrocknete Melissenblätter
- 1 Liter kaltes Wasser

Die Melissenblätter in das kalte Wasser geben und bei zugedecktem Topf kurz bis zum leichten Sieden erhitzen (nicht kochen), den Herd abstellen, den Topf auf der heißen Herdplatte zugedeckt zehn Minuten stehen lassen, abseihen und den Sud zum bereits eingefüllten Badewasser geben. Wer mag, kann auch noch einen Becher Sahne zur Hautpflege mit ins Badewasser geben.

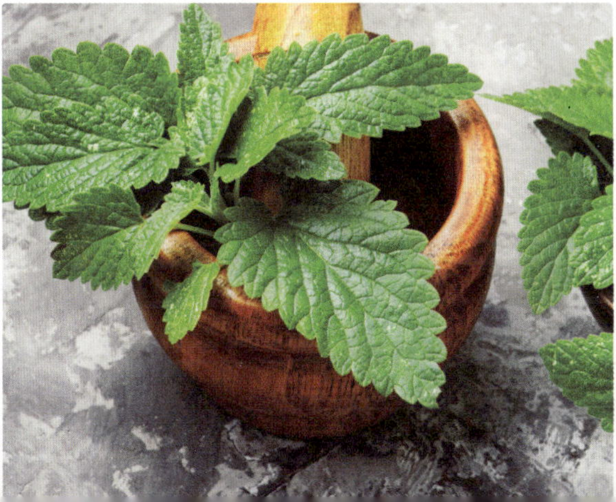

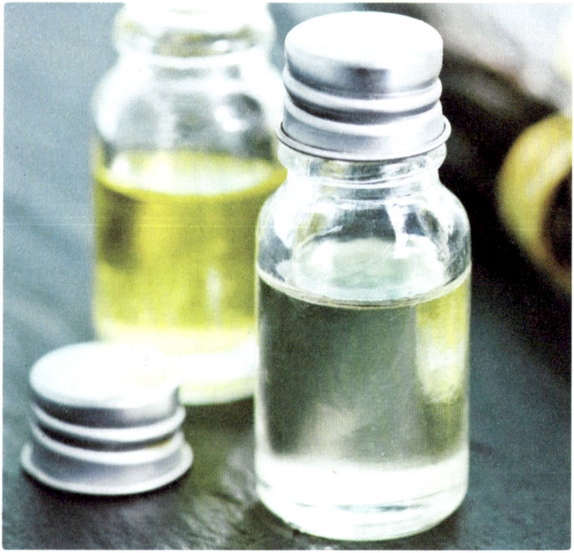

Melissen-Massageöl

Man braucht

- 50 g frische Melissenbätter
- 500 ml Mandel- oder Jojobaöl

Die Blätter nach der Ernte zwei Stunden draußen im Schatten lagern, dann direkt klein schneiden, in ein weithalsiges und verschließbares Glas füllen und mit dem gewünschten Öl übergießen. Vier Wochen an einem warmen, dunklen Ort ziehen lassen, dabei ab und zu schütteln. Kondenswasser, das sich in dieser Zeit häufig am Deckelinneren absetzt, sollte mit einem frisch gewaschenen Tuch sauber entfernt werden, insbesondere immer vor dem Schütteln. Schließlich durch ein Sieb abseihen und in dunkle Flaschen abfüllen. Das Öl ist so lange haltbar wie das Mandel- oder Jojobaöl. Übertragen Sie das Datum am besten beim Beschriften mit auf die Flasche. Kurz vor der Anwendung einen Esslöffel dieses Melissenöls mit 1 bis 2 Tropfen reinem, echtem ätherischen Melissenöl vermengen. Diese Ölmischung ist nicht nur für eine schöne Massage insbesondere gegen stressbedingte Verspannungen geeignet, sondern auch als duftendes Einreibeöl zur Entkrampfung der bei Stress übermäßig angespannten Bauchmuskulatur. Oder einfach zum beruhigenden Einatmen nach dem Eincremen der Handrücken, der Handgelenke oder auch der Stirn und des Nackens.

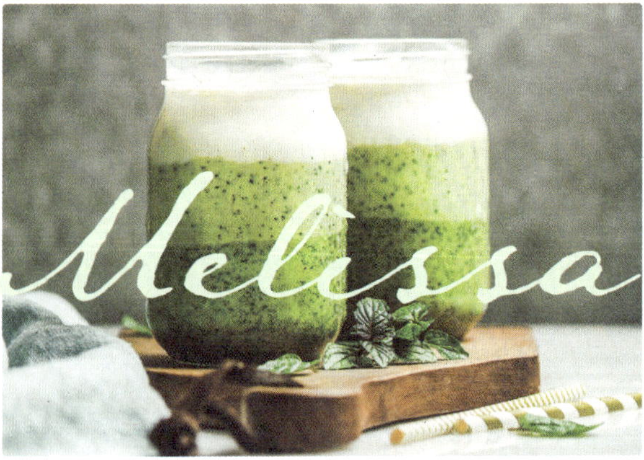

Melisse in der Küche

Frische Melissenblätter sind ein leckeres Würzmittel für Obst, Limonaden, Soßen, Salate, Frischkäse, Fisch, Geflügel und mehr. Sie sollten allerdings immer erst kurz vor dem Servieren dazugegeben werden und dürfen keinesfalls mitkochen, da sich ihr Aroma dann völlig verliert. Besonders kalte Speisen und Getränke lassen sich wunderbar mit dem feinen Melissenaroma interessant und ganz neu anmachen. Wie wäre es z. B. mal mit einem Melissensmoothie?

Melissen-Smoothie für zwei Personen

Man braucht

- 50 g frischer Spinat (geputzt, alternativ tiefgekühlter Spinat)
- 50 g frischer Feldsalat (geputzt)
- 100 g Schlangengurke mit Schale
- 1 Handvoll frische Melissenblätter (ca. 10 bis 20 Blättchen)
- 1 Banane
- 1 großer Apfel (geputzt ca. 80 bis 100 g)
- 1 Orange, alternativ ca. 50 ml Orangensaft
- nach Wunsch Wasser und Honig oder ein anderes Süßmittel

Zuerst Spinat, Feldsalat und die Schlangengurke klein schneiden und danach mit einem kräftigen Mixer pürieren. Anschließend ebenso mit dem Obst verfahren und es in den Gemüsemix rühren. Schließlich die Melisse grob schneiden, mit wenig Wasser und ggf. Honig oder einem anderen Süßmittel kurz pürieren und dem Smoothie zugeben. Im Kühlschrank zudeckt zehn Minuten durchziehen lassen und dann direkt schluckweise trinken. Dabei vor dem Herunterschlucken einige Zeit im Mund hin- und herbewegen.

Der Smoothie sollte frisch getrunken werden und ist nicht zum Aufbewahren geeignet.

Melissen-Sirup

Man braucht
- 2 Liter Wasser
- 250 g frische oder 125 g getrocknete Melissenblätter
- 1 Zitrone (unbehandelt)
- 2 kg neutraler Honig (z. B. Akazie) oder Birkenzucker (Xylit)

Mit einem Melissen-Sirup ist es möglich, das Aroma der Pflanze für viele süße Anwendungen in der Küche zu konservieren. Er hält gekühlt etwa ein halbes Jahr. Die Zitrone abwaschen und mit der Schale in kleine Stücke schneiden. Diese im Wasser kurz aufkochen, vom Herd nehmen, Melissenblätter einrühren und zugedeckt erkalten lassen. Dann die Flüssigkeit durch ein Leinentuch abfiltrieren und die Rückstände gut ausdrücken. Das gewählte Süßmittel zugeben und nochmals bis kurz vor dem Kochen erhitzen, anschließend in saubere Flaschen abfüllen und diese beschriften.

Alternativ kann auch eingesetzt werden

- 1 Orange (statt der Zitrone)
- 2 kg Orangenblütenhonig (statt anderer Honig oder Xylit)
- 5 g Anissamen

Hier werden die Anissamen direkt beim Aufkochen mit ins Wasser gegeben.

Mit einem Sirup lassen sich schnell und einfach leckere Limonaden herstellen. Dafür einen Esslöffel des Sirups in ein großes Glas geben und mit sprudelndem Mineralwasser auffüllen. Wer mag, fügt noch Eiswürfel hinzu – fertig ist ein cooles Partygetränk! Auch als süßende Zutat in Desserts macht sich der Sirup hervorragend.

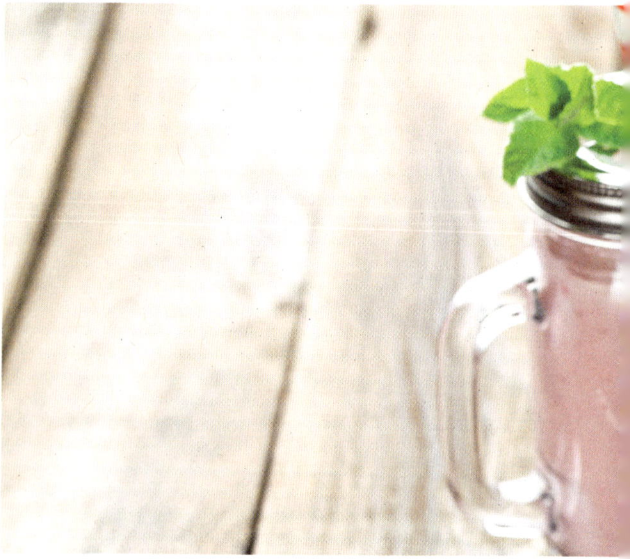

Lässiger Sommerdrink

Man braucht

- 500 ml Kefir
- 1 kleine Handvoll Zitronenmelissen-blättchen
- 4 bis 5 saftige Erdbeeren
- auf Wunsch Honig oder andere Süßmittel zum Nachsüßen

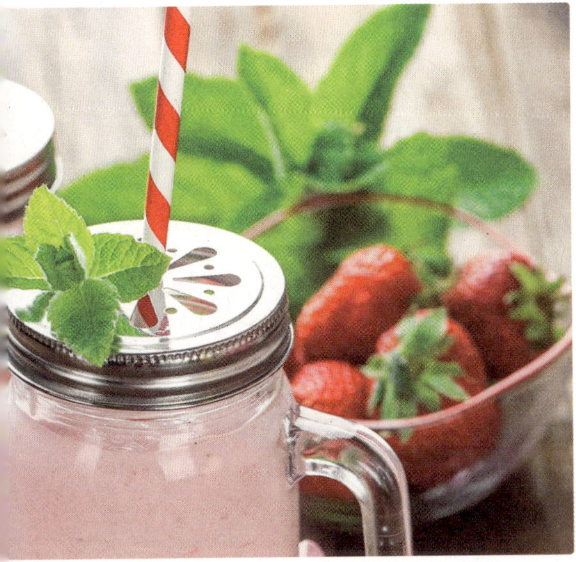

Die Melisse mit ihrem erfrischenden Duft passt gut in kalte Getränke für den Sommer. Probieren Sie es aus, vielleicht finden Sie hier Ihr neues Lieblingsgetränk für stressige Zeiten! Alles in einem Mixer zerkleinern und evtl. den Honig o. A. für mehr Süße zugeben. Mit Eiswürfeln wird dieser Drink zu einem richtigen Cool-down-Erlebnis und lässt Stress vergessen.

Valeriana

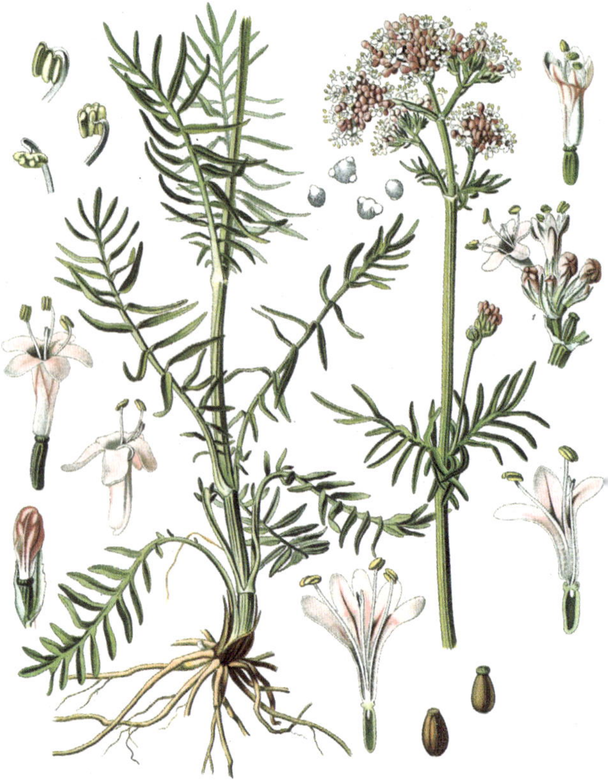

Baldrianwurzel

Baldrian ist in stressigen Zeiten wohl die wirksamste der hier vorgestellten beruhigenden Pflanzen. Aber leider hat er einen Haken: Baldrianwurzel riecht nicht gut. Sein Geruch wird von manchen Menschen irgendwo zwischen Schweißfüßen und Katzenharn angesiedelt. Da möchte man eher Abstand nehmen. Doch wenn man die besonderen Fähigkeiten des Baldrians bedenkt, dann lohnt sich zumindest der Versuch, ob man mit dem Duft umgehen kann: Baldrian wirkt gegen nervliche Anspannung, Stress, Lampenfieber und Hyperaktivität. Er schenkt nervösen Menschen eine bessere Konzentration und hilft in Prüfungssituationen ebenso wie bei Überarbeitung beim „Runterkommen“. Baldrian macht tagsüber ruhig und gelassen, aber nicht müde. Er kann überreizte, unausgeglichene, nervlich belastete Menschen, die die „Bodenhaftung“ verloren haben, wieder erden. Nach dem Ersten Weltkrieg hat man sogar Bombenneurosen mit dieser Pflanze behandelt. Abends eingenommen fördert Baldrian das Einschlafen und wirkt sich positiv auf die Schlafqualität aus. Bei den vielen positiven Wirkungen sollte man vielleicht lernen, den Baldrianduft zu akzeptieren, denn obendrein vermutet die Wissenschaft inzwischen, dass der Geruch der getrockneten Baldrianwurzel mit für seine Wirkung verantwortlich ist.

»Alle Formen von nervösen Zuständen,
ob im Krampf oder Schmerz,
verlangen den Baldrian.« *Sebastian Kneipp*

Die wunderbaren Eigenschaften dieser besonderen Wurzel lassen sich aus ihrem wissenschaftlichen Namen *Valeriana officinalis* herauslesen: Lateinisch *valere* heißt so viel wie „gesund sein“ oder „kräftig sein“. Der zweite Namensteil *officinalis* weist Bal-

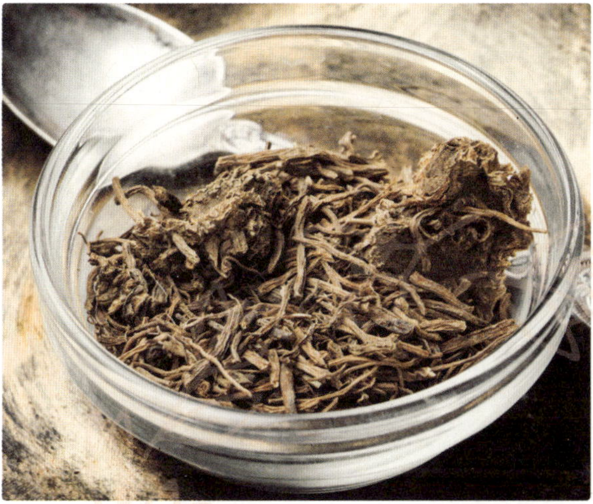

drian als wichtige Heilpflanze aus, die bereits vor Jahrhunderten in frühen Apotheken verkauft wurde und im Register der Heilpflanzen eingetragen war. Im Englischen wird Baldrian sogar manchmal *all heal* also „Allesheiler" genannt. Andere Namen für ihn sind Hexenkraut, Stinkbaltes, Mondwurz oder Katzenkraut. Letzteres, weil sein Geruch Kater an die Ausdünstungen (Pheromone) von rolligen Katzen erinnert und manche völlig außer sich geraten lassen.

Inzwischen weiß man auch, dass der „Stinkbaltes“ früher oft zu niedrig dosiert wurde. Dummerweise wirkt er dann bei manchen Menschen nicht nur nicht, sondern anregend, hat also die gegenteilige Wirkung. Die unten aufgeführten Anwendungen tragen dem Rechnung, die Dosierungen sind hoch genug gewählt, damit das nicht passieren kann. Nur bei Menschen, die abends Kaffee trinken können, ohne später wach im Bett liegen zu müssen, bleibt Baldrian wirkungslos.

Die beruhigende und entspannende Wirkung des Baldrians entdeckten Heilkundige erst im 17. Jahrhundert. Davor wurde die Pflanze bei ganz anderen Problemen eingesetzt, z. B. bei Kopfschmerzen, Blähungen, Seitenstechen, Inkontinenz, Brustfellentzündung, Akne oder nachlassender Sehkraft. Baldrian wurde auch gegen Hexen und böse Geister genutzt und außerdem gegen jegliche Ansteckungsgefahr, deren Ursache damals ja auch in übelgelaunten, übernatürlichen Wesen gesehen wurde.

Deshalb trugen die Menschen damals die getrocknete Wurzel in Amuletten, hängten sie über ihre Haustüren, kauten sie oder räucherten ihre Häuser damit aus.
Heutzutage untersucht die Wissenschaft den Baldrian intensiv. Dennoch hat man immer noch keinen einzelnen Inhaltsstoff des Baldrians für seine Wirkungen verantwortlich machen können. Es ist also, wie so oft in der Pflanzenheilkunde: Nur die Kombination, wie sie die Natur geschaffen hat, hilft uns. Wenn der Mensch sich einmischt und einzelne Substanzen isolieren will, dann ist es eben nicht mehr die von der Natur gewollte Komposition und hat nicht dieselbe Wirkung wie das Ganze.

»Baldrian, Dost und Dill,
kann die Hex' nicht, wie sie will.« *Volksreim*

officinalis

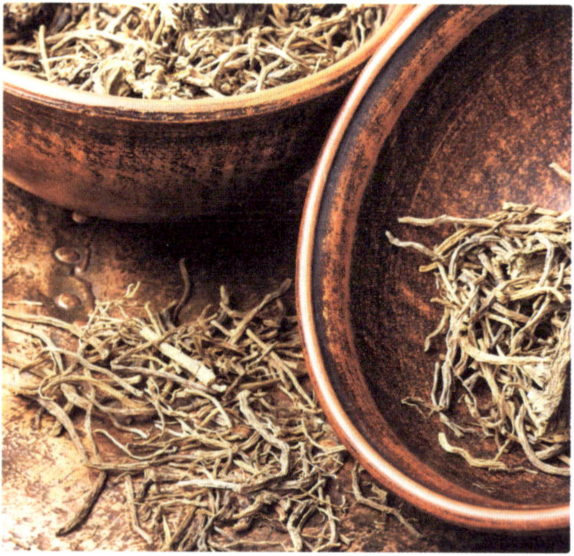

Baldrian anwenden

Die Anti-Stress-Wirkung der Baldrianwurzel setzt nicht direkt ein, das kann bis zu zwei Wochen dauern. Eine vier- bis sechswöchige Baldriankur mit den folgenden Anwendungen ist daher frühzeitig angeraten, wenn man weiß, dass eine stressige Phase ansteht. Nach einer solchen Kur sollte eine Pause eingelegt werden. Und am besten ist dann die stressige Phase auch vorbei. Wenn nicht, kann auf ein anderes der in diesem Buch beschriebenen Kräuter umgestiegen werden.

Nebenwirkungen sind vom Baldrian nicht bekannt, wenn Erwachsene pro Tag nicht mehr als 15 g Baldrian für Anwendungen nutzen. Manchmal wird empfohlen, zwei Stunden nach der Einnahme von Baldrian nicht Auto zu fahren oder Maschinen zu bedienen, da die Reaktionsfähigkeit etwas beeinträchtigt werden könnte.

Anders sieht die Sache aus, wenn bei Ihnen eine Operation bevorsteht. Dann sollten Sie Baldrian mindestens zwei Wochen vorher nicht mehr nutzen, sonst könnte die Wirkung des Narkosemittels verstärkt werden. Darüber hinaus sollte aufgrund fehlender Erfahrungen bei Kindern unter 12 Jahren, Schwangeren und Stillenden die Anwendung von Baldrian nur in enger Absprache mit einem Therapeuten erfolgen.

Baldrian-Kaltwasserauszug

Man braucht

- 2 Teelöffel (ca. 10 g) getrocknete Baldrianwurzel
- 250 ml kaltes Wasser

Einige Inhaltsstoffe des Baldrians sind hitze-empfindlich. Werden die Wurzelstücke also mit kochendem Wasser übergossen, gehen diese Stoffe verloren. Will man die volle Wirkstoffbreite des Baldrians haben, sollte man also einen sogenannten Kaltwasserauszug machen: Baldrian mit dem Wasser in einem kleinen Topf vermischen und zugedeckt acht bis zwölf Stunden bei Raumtemperatur ziehen lassen. Dann die Flüssigkeit langsam erwärmen, aber nicht zum Kochen bringen. Wenn die Flüssigkeit deutlich dampft, die Wurzelstücke durch einen Kaffeefilter in eine Tasse abseihen, nach Geschmack süßen und direkt schluckweise trinken.
Der fertige Auszug kann bis zu zwei Tage im Kühlschrank aufbewahrt werden, daher ist

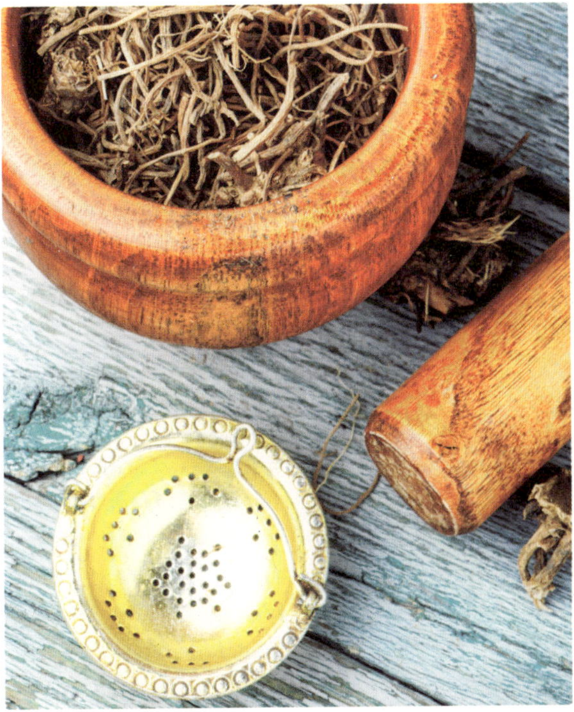

es möglich, ihn in größerer Menge anzusetzen und nach Bedarf eine Tasse abzufüllen und zu erwärmen (nicht kochen!). Es sollten davon täglich zwei bis drei Tassen getrunken werden.

Stress-lass-nach-Trunk

Man braucht

- 1 Teelöffel (ca. 5 g) getrocknete Baldrianwurzel
- 1 Esslöffel getrocknete Lavendelblüten
- 200 ml Milch (3,5 % Fett)

Diese wirkungsvolle Kombination von Baldrian und Lavendel mit den auch beruhigenden und schlaffördernden Eigenschaften der Milch hilft besonders am Abend gut. Die Pflanzenteile in einem kleinen Topf mit der Milch mischen, langsam erhitzen (ca. zehn Minuten), jedoch nicht kochen lassen. Durch ein Sieb in eine vorgewärmte Tasse geben, nach Geschmack süßen, und direkt warm trinken. Wer mag, kann der abgeseihten Milch ein Stück Bitterschokolade oder etwas Kakao hinzufügen, jedoch nicht abends, da Kakao anregend wirken kann.

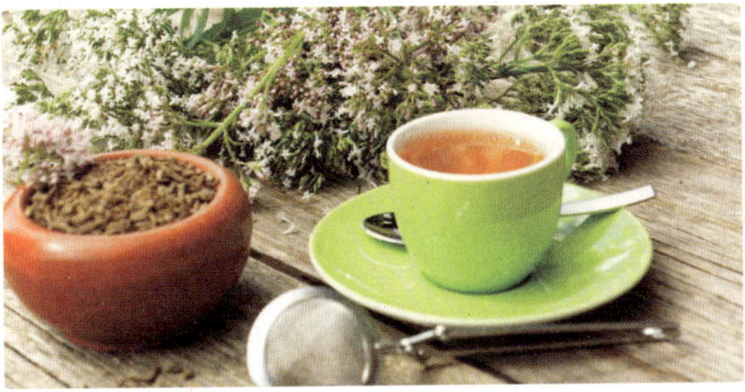

Baldriantee

Man braucht
- 2 Teelöffel (ca. 10 g) getrocknete Baldrianwurzel
- 250 ml kochendes Wasser

Baldriantee ist eine gängige Anwendung. Er ist jedoch aus den oben genannten Gründen weniger wirkungsvoll als der Kaltwasserauszug. Wer es aber eilig hat, kann ihn so herstellen: Die Wurzelstückchen mit dem Wasser übergießen und zugedeckt 15 Minuten ziehen lassen, danach abseihen und direkt trinken. Ein solcher Tee kann täglich zwei- bis dreimal getrunken werden.

ACHTUNG! Alle hier dargestellten Anwendungen sind für den bei uns heimischen Baldrian, Valeriana officinalis, gedacht. Andere Baldrianarten haben andere Wirkstoffgehalte. Wenn Baldrian aus Mexiko *(Valeriana edulis)*, Indien *(Valeriana jatamansi)* oder Japan *(Valeriana fauriei)* kommt oder andere Namen hat, sollten Sie ihn nicht in diesen Rezepten einsetzen.

Baldriantinktur

Man braucht

- 50 g frische oder 25 g getrocknete Baldrianwurzel
- 250 g 70%igen Weingeist

Wurzelstückchen mit dem Alkohol in einem ausreichend großen Schraubglas übergießen und verschließen, täglich schütteln

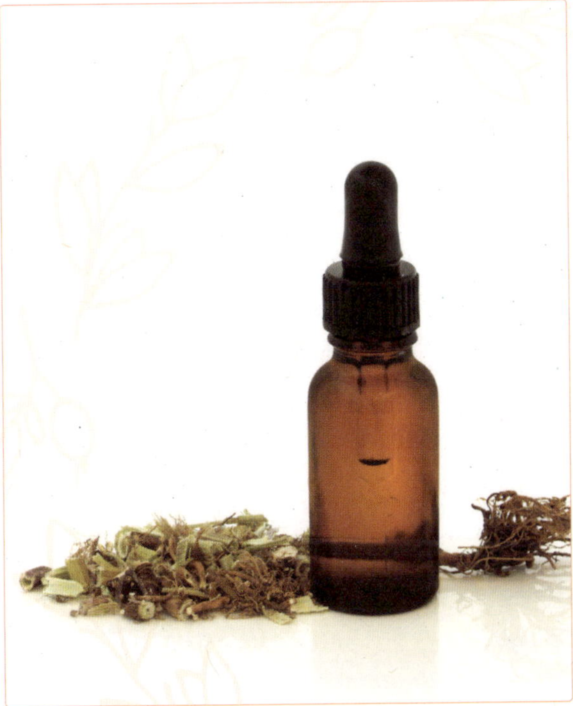

und drei Wochen im Dunkeln ziehen lassen. Danach durch ein Sieb abfiltrieren und in dunkle, beschriftete Tropfflaschen füllen. Ein- bis mehrmals täglich nach Bedarf 3/4 bis einen Teelöffel davon einnehmen.

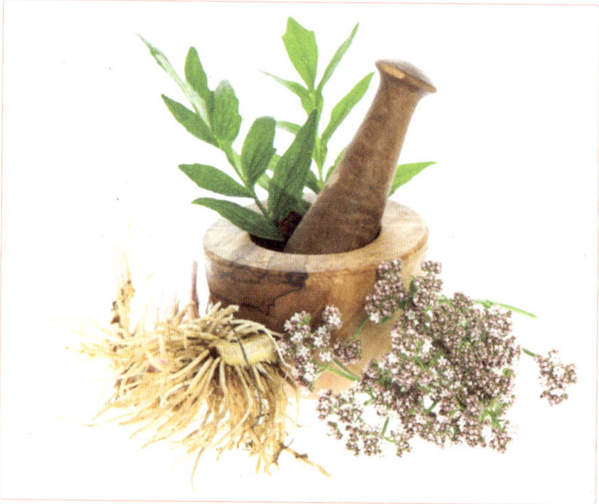

Baldrian-Fertigarzneien

Es gibt verschiedene Fertigarzneien mit Baldrian zu kaufen. Oft ist die Wurzel darin mit anderen entspannenden Heilpflanzen kombiniert. Die Einnahme erfolgt immer nach den Angaben des Herstellers.
Eine Fertigarznei hat meist den Vorteil, dass der etwas gewöhnungsbedürftige, intensive Geruch bzw. Geschmack des Baldrians in den Hintergrund tritt. Da aber der Geruch für

die Wirkung mit wichtig sein könnte (s.o.), kann das auch ein Nachteil sein. Probieren Sie aus, wie Sie diese wichtige Heilpflanze am besten für sich nutzen können und entscheiden Sie selbst, welche Anwendungen in stressigen Zeiten für Sie geeignet sind.

Baldrian-Vollbad

Man braucht

- 100 g getrocknete Baldrianwurzeln
- 2 Liter kaltes Wasser

Gerade wegen der Sache mit der Wirksamkeit über den Geruchssinn kann ein Vollbad mit der Wurzel sehr gute Dienste leisten. Die Wurzelstückchen mit dem kalten Wasser übergießen, kurz zum leichten Sieden bringen, dann herunterschalten und zehn Minuten ziehen lassen. Durch ein Sieb abseihen und dem schon eingelassenen Badewasser zufügen. *Das Baldrian-Vollbad nicht anwenden bei Fieber, Herzinsuffizienz oder großflächigen Hautschäden.*

Eigener Baldrian

Baldrian ist bei uns heimisch und gut zu kultivieren, aber auch wild zu finden. Die stattliche Pflanze von ein bis zwei Metern Höhe hat viele gefiederte Blätter und kommt selten einzeln stehend vor. Daher wirkt sie leicht etwas wild und wirr, was ein wenig auf die Art des Menschen hindeuten mag, der seine beruhigende Wirkung benötigt. Baldrian liebt Feuchte und Licht, daher findet man ihn an hellen Teichufern, Bachläufen und auf feuchten Wiesen, im dichten Wald kommt er nicht vor. Seine zarten, weiß-rosa Blütendolden erscheinen von Mai bis August. Als frostharte, ausdauernde Staude kann man ihn jedes Jahr an den gleichen Stellen finden oder auch leicht im Garten halten. Wenn er immer genug Wasser bekommt, ist er ansonsten anspruchslos. Für die Kultur im Topf sollte das Gefäß eher breiter als hoch sein, denn die Pflanze bildet ihre Wurzeln mehr in die Breite als in die Tiefe. Im Herbst (Sept./Okt.) des zweiten oder dritten Jahres gräbt man die Wurzel

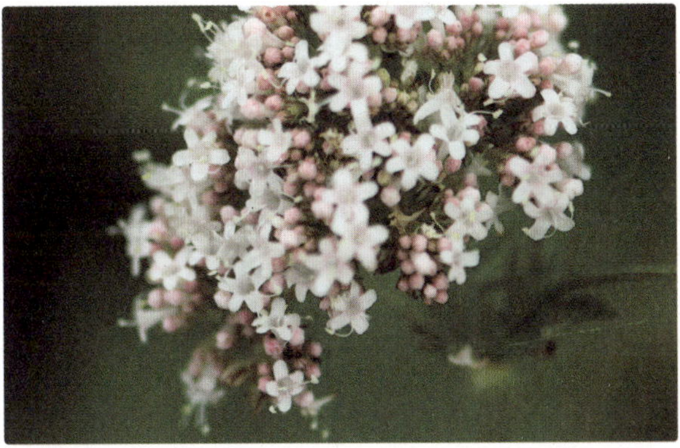

aus. Sie ist etwa daumendick und hat viele lange, dünne Wurzelfäden, die wie Haare rundherum herunterhängen. Die Wurzel wird gut gesäubert, abgetrocknet, klein geschnitten und entweder direkt für eine Anwendung genutzt oder rasch an einem warmen Ort getrocknet. Dabei entsteht erst der charakteristische Geruch, der nur aus der Wurzel kommt. Die restliche Pflanze hat einen süßlichen, etwas balsamischen Duft, vor allem während der Blüte. Daher können auch die oberirdischen Teile in der Küche verwendet werden. Allerdings haben sie nicht die beruhigende Wirkung der Wurzel.

Baldrian in der Küche

In Salaten sind die frischen jungen Blätter des Baldrians, seine Knospen und auch seine weiß-rosa Blütendolden eine schmackhafte Beigabe. Kräuterbutter, Kräuterquark und Kräutersalz profitieren von dem Aroma der Pflanze. Die jungen Sprosse des Baldrians, die im Frühjahr gerade den Boden durchbrochen haben, können wie Feldsalat – mit dem der Baldrian übrigens nah verwandt ist – genutzt werden.

Sie können auch das in Belgien bekannte Sommergetränk „Valeriane“ herstellen:

Man braucht
- 2 Esslöffel frische Blüten
- 1 Zitrone (ungespritzt)
- 1 Liter kaltes Wasser

Die Zitrone in dünne Scheiben schneiden und zusammen mit den Blüten in eine Glaskaraffe füllen, mit dem Wasser übergießen und drei Stunden ziehen lassen. Mit Eis-

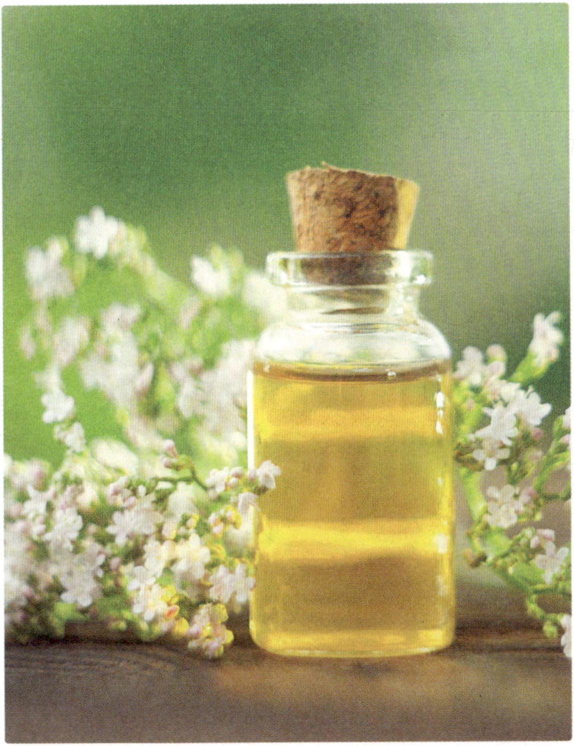

würfeln erfrischt es noch mehr. Dieser Trunk gibt Kraft und stärkt die Konzentration – ideal im heißen Büro oder beim Lernen am Nachmittag.

Humulus

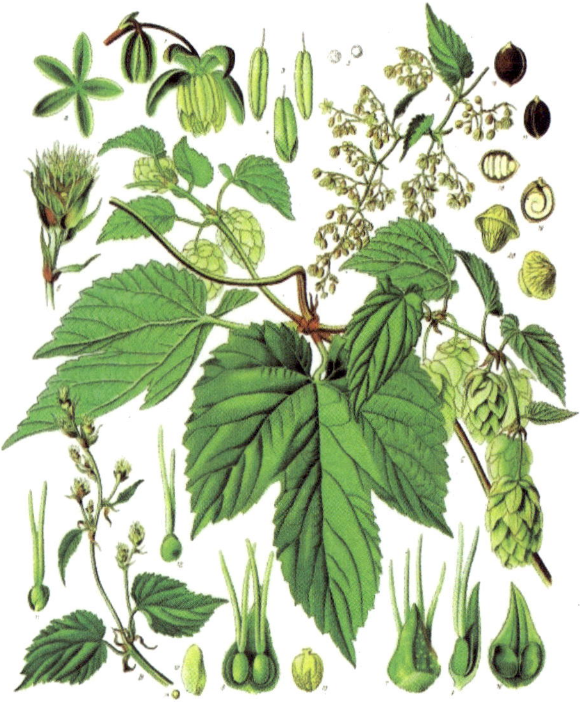

lupulus

Hopfen

Hopfen *(Humulus lupulus)* ist gut bekannt als wesentlicher Bestandteil beim Bierbrauen. Das ist kein Wunder: Schon seit dem 8. Jahrhundert wird die Pflanze dafür genutzt. Aber mal ehrlich: Wer weiß, wie Hopfen aussieht und könnte ihn wild wachsend sicher erkennen? Nicht viele! Dabei ist er bei uns heimisch. Er kommt zwar nicht häufig vor, aber er hat während seiner Blütezeit ein bemerkenswertes Aussehen: Seine auffallenden Blüten sehen jung wie kleine Struwelpeter aus und wachsen später zu hellgrünen, runden Zapfen heran. Hopfen ist auch aus anderen Gründen besonders: Seine Triebe winden sich immer rechts um die Rankhilfe herum – das ist ungewöhnlich in der Pflanzenwelt. Und er bildet weibliche und männliche Pflanzen aus, er ist also zweihäusig, – das gibt es bei Heilpflanzen nicht oft.

»Hopfen und Malz – Gott erhalt's.« *Redensart*

Für medizinische Zwecke werden nur die weiblichen Hopfenzapfen im Spätsommer geerntet. Zwischen ihren Schuppen versteckt sich ein aus Drüsen gebildetes, klebriges, gelb-oranges Pulver, das Harze, Bitterstoffe und ätherische Öle enthält. Sie geben dem Bier die Würze und die Schaumfestigkeit und sind wahrscheinlich für die beruhigende Wirkung des Hopfens mitverantwortlich. Das Pulver wird daher manchmal von den Zapfenblättern getrennt angewendet. Es ist dann aber intensiver und muss anders dosiert werden als hier angegeben. Nebenbei: Die beruhigende Wirkung von Bier geht nicht auf den Hopfen zurück, sondern auf den enthaltenen Alkohol.

Hopfen ist das geegnete milde Beruhigungsmittel, wenn stressbedingt Einschlaf- und Durchschlafstörungen, Reizbarkeit, Angstzustände, Unruhe, erschöpfende Rastlosigkeit, nervöse Magen-Darm-Beschwerden und Herzbeschwerden auftreten. Nebenwir-

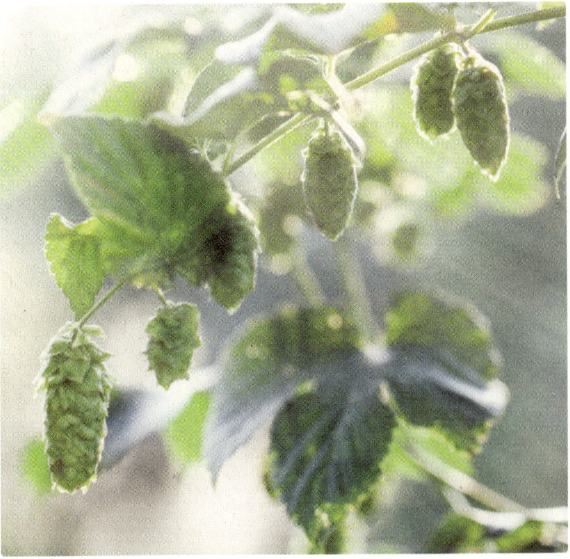

kungen sind keine bekannt, es kann jedoch zu Tagesmüdigkeit kommen und Konzentration und Fahrtüchtigkeit können beeinträchtigt werden. Man sollte Hopfen daher vorwiegend am späten Nachmittag und Abend nutzen. Auch Wechselwirkungen sind nicht bekannt, dennoch sollten Kinder, Schwangere und Stillende Hopfen nur unter ärztlicher Aufsicht nutzen.

Vom beruhigenden Effekt des Hopfens konnten Menschen, die mit Hopfen zu tun hatten, schon immer ein Lied singen, denn die Schläfrigkeit galt als typische „Hopfenpflückerkrankheit“. Bei Pflückerinnen traten außerdem häufig Zyklusstörungen auf, was zeigt, dass der Hopfen Phytoöstrogene enthält. Daher wird er auch gern in den Wechseljahren eingesetzt. Nach dem Mittelalter ging das Wissen um diese Wirkungen verloren, kam aber im 18. Jahrhundert wieder zum Vorschein: Dem englischen König Georg III. (1738 - 1820) soll ein Hopfenkissen gegen seine Schlafstörungen geholfen haben. Und auch der deutsche Arzt Christoph Wilhelm Hufeland (1762 - 1836) nutzte den Hopfen wieder als gutes Nervenberuhigungsmittel, von dem keine Suchtgefahr ausgeht.

Humulus

Hopfen in der Natur

Man findet Hopfen an feuchten, sonnigen Auwaldrändern und Gebüschen, die er im Verlauf des Jahres völlig überwuchern kann. Dies soll auch der Grund sein, warum der zweite Namensteil von *Humulus lupulus* an den Wolf erinnert: Das Tier bringt anderen Tieren Schaden, wie der Hopfen anderen Pflanzen, die um ihn herum wachsen. Im Volksmund heißt der Hopfen daher auch Weidenwolf.
Im Herbst sterben die oberirdischen Pflanzenteile des Hopfens ab und im Winter ist er vollständig ins Erdreich zurückgezogen, von wo er im Frühjahr wieder neu austreibt.
Hopfen gedeiht auch im Garten. Am liebsten rankt er an einer Hilfe im Halbschatten empor. Er sollte allerdings ein wenig im Zaum gehalten werden, sonst breitet er sich sowohl ober- als auch unterirdisch übermäßig aus.

Hopfen in der Küche

Junge Triebspitzen und auch männliche Blüten sind – im Frühjahr geerntet und kurz gedünstet – ein leckeres Wildgemüse, das geschmacklich an grünen Spargel erinnert.

Hopfenkissen

Mit der Zeit verändern sich die Wirkstoffe des Hopfens und werden in die Luft abgegeben. Daher kann ein mit Hopfenzapfen gefülltes, kleines Kissen gegen Nervosität und Schlaflosigkeit hilfreich sein. Wird es beim Schlafengehen neben das Kopfkissen oder auf die Brust gelegt, können die Hopfen-Wirkstoffe helfen, Gedankenkreisen und Stress abzumildern und das Ein- und Durchschlafen fördern. Die Füllung sollte nach etwa vier Wochen ausgetauscht werden, da nach dieser Zeit die Wirkung nachlässt.
Im Kissen kann man den Hopfen auch mit anderen beruhigenden Duftkräutern wie Lavendel und Zitronenmelisse kombinieren.

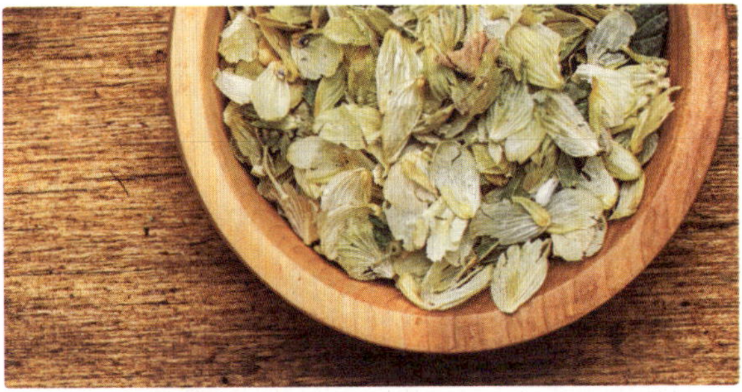

- 1 Baumwoll- oder Leinenkissenhülle (Größe etwa 15 x 15 cm) oder entsprechende Stoffstücke zum Selbstnähen
- 1 Woll- oder Baumwollvlies (Größe 14 x 28 cm)
- evtl. 1 oder 2 Reiß- oder Klettverschlüsse
- 3 bis 4 Handvoll getrocknete Hopfenzapfen

Das Vlies in der Mitte falten, zwei Seiten zunähen, an der offenen Seite die Hopfenzapfen einfüllen, verschließen und in die Kissenhülle einlegen. Es ist auch möglich, den Hopfen direkt in das Baumwollkissen zu geben. Dann kann es aber sein, dass das Kissen ein wenig kratzt, wenn man in der Nacht darauf zu liegen kommt.

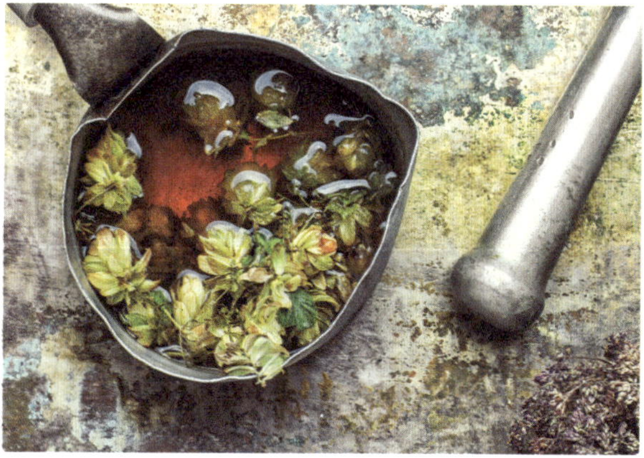

Hopfenbad

Man braucht

- 7 bis 8 Handvoll Hopfenzapfen
- 1,5 Liter kochendes Wasser

Die Zapfen mit dem Wasser übergießen und 15 Minuten abgedeckt ziehen lassen. Dann die Pflanzenteile absieben und zusammen mit einem Becher Sahne zum schon eingefüllten Badewasser (37°C) geben. Wer mag, kann noch 5 bis 7 Tropfen ätherisches Lavendel- oder Melissenöl einträufeln. Das Bad am besten vor dem Schlafengehen nehmen. Wegen der enthaltenen Phytohormone im Hopfen eignet sich das Bad nicht zur täglichen Anwendung.

Hopfentee

Man braucht

- 2 Teelöffel zerkleinerte Hopfenzapfen
- 250 ml kochendes Wasser

Die Blütenstücke mit dem Wasser übergießen und 15 Minuten zugedeckt ziehen lassen, abseihen, nach Bedarf süßen und direkt langsam trinken. Zur allgemeinen Beruhigung zweimal eine Tasse pro Tag trinken, bei nervös bedingten Einschlaf-Problemen sollte eine Tasse ca. 30 Minuten vor dem Schlafengehen getrunken werden.

lupulus

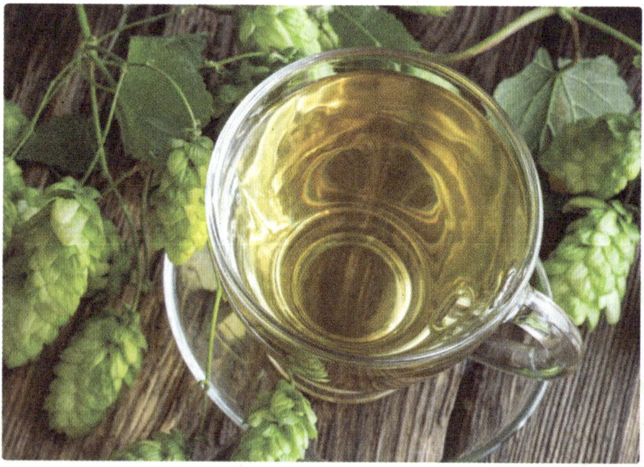

Teemischung mit Hopfen

Natürlich kann der Hopfen mit anderen beruhigenden Kräutern gemischt zum Tee aufgegossen werden. Dafür mischen Sie

- 1 Esslöffel getrocknete Lavendelblüten
- 1 Teelöffel getrocknete Baldrianwurzel
- 2 Esslöffel getrocknete Melissenblätter
- 4 Esslöffel getrocknete Hopfenzapfen

Von dieser Teemischung nehmen Sie

- 2 Teelöffel getrocknete Kräutermischung
- 250 ml kochendes Wasser

Kräuter mit Wasser überbrühen, 15 Minuten zugedeckt ziehen lassen, abseihen und direkt trinken.

Hopfen-Tinktur

Man braucht
- 100 g Hopfenzapfen
- 500 ml Wodka

Zapfen und Alkohol in einem großen, verschließbaren Glas mischen und drei bis vier Wochen an einem warmen Ort ziehen lassen. Währenddessen kann es nötig sein, nochmals Wodka nachzugießen, falls die Zapfen nicht mehr davon bedeckt sein sollten. Ansonsten in dieser Zeit ab und an schütteln. Dann mit einem Kaffeefilter abseihen und in dunkle, beschriftete Flaschen abfüllen. Am Abend davon einen Teelöffel mit etwas Wasser oder mit einem Stück Würfelzucker einnehmen.

Hopfen-Likör

Man braucht

- 100 g Hopfenzapfen
- 4 Esslöffel Honig
- Schale einer unbehandelten Zitrone
- 1 Liter Wodka

Ein Hopfen-Schlaftrunk kann auch ganz anders aussehen: Alle Zutaten in einem großen, verschließbaren Glas mischen und vier Wochen an einem warmen Ort ziehen lassen, abseihen, in kleine Flaschen abfüllen und beschriften, sechs weitere Monate nachreifen lassen. Bei Bedarf ein Schnapsglas vor dem Schlafengehen trinken.

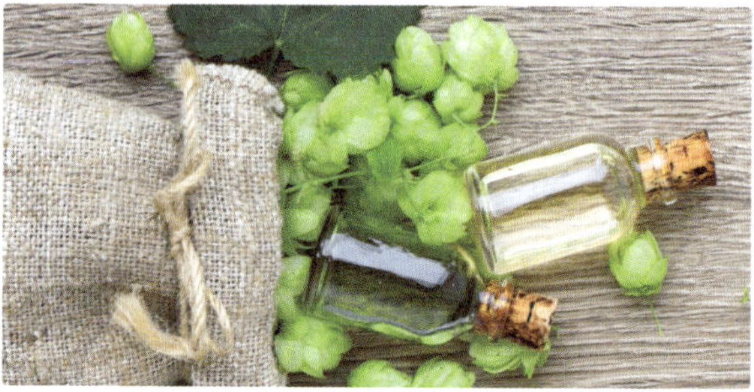

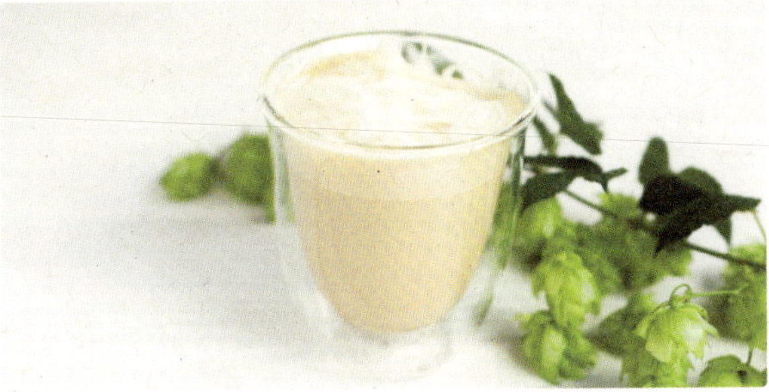

Hopfenmilch

Man braucht

- 2 gehäufte Teelöffel Hopfenzapfen
- 150 ml Milch
- etwas Honig

Ein alkoholfreier Trank für einen guten Schlaf ist Hopfen in Kombination mit Milch und Honig. Die Milch mit den Hopfenzapfen in einem kleinen Topf mischen und bis kurz vor dem Kochen erwärmen, zehn Minuten auf dem noch warmen Herd zugedeckt ziehen lassen, abseihen, nach Bedarf süßen und kurz vor dem Schlafengehen langsam trinken.

WEM DAS ALLES ZU AUFWÄNDIG IST,
der kann sich Fertigarzneien mit Hopfen aus der Apotheke besorgen. Meist handelt es sich dabei um Produkte, in denen mehrere Kräuter enthalten sind. Die Anwendung sollte dann nach den Angaben des Herstellers erfolgen. Hopfen kann gegen Stress, Nervosität und nervös bedingten Magen-Darm-Beschwerden auch als homöopathische Arznei (in niedrigen D-Potenzen) eingesetzt werden.

WUSSTEN SIE ÜBRIGENS, ...
... dass Hopfen mit dem Rauschmittel Cannabis (Hanf) verwandt ist? Aber keine Angst – berauschende Substanzen enthält der Hopfen nicht.

Humulus

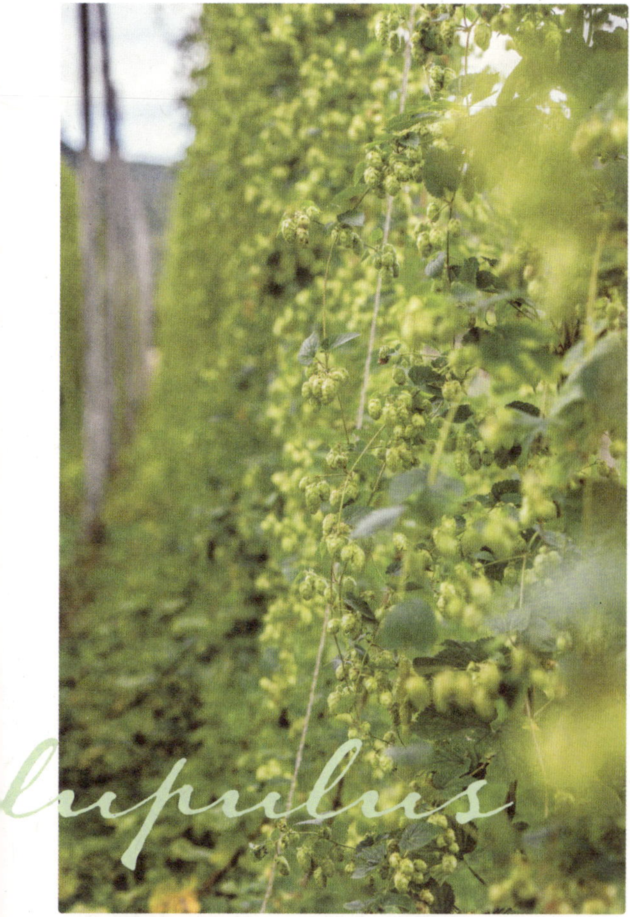
lupulus

Passìflora

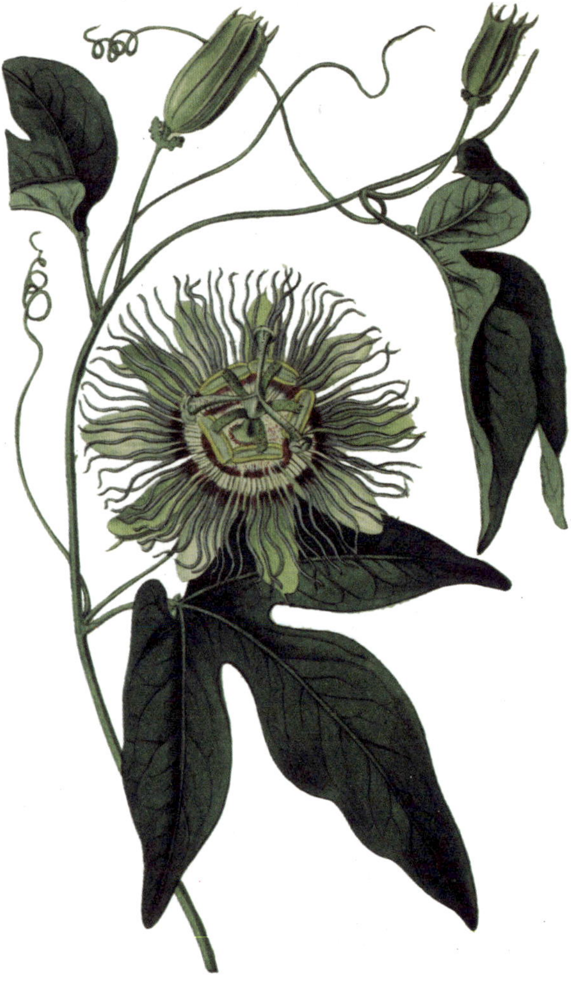

incarnata

Passionsblume

Die Passionsblume *(Passiflora incarnata)* ist eine beeindruckende Kletterpflanze, die an ihren bis zu zehn Meter langen Sprossen von Juni bis September immer neue, große und wunderschöne Blüten ausbilden kann. Diese Blüten sind es auch, die zu ihrem Namen geführt haben: Jesuitenmönche entdeckten die Pflanze Anfang des 17. Jahrhunderts und meinten, in den Blüten gleich mehrere Symbole des Leiden Christi, also der Passion, zu erkennen: der prächtige Strahlenkranz der Blüten für die Dornenkrone Jesu, die fünf Staubblätter für die fünf Wundmale und die dreiteilige Narbe für die Nägel am Kreuz. Und der zweite Namensteil des wissenschaftlichen Namens übernimmt diese Interpretation. *Incarnata* kommt aus dem Lateinischen und bedeutet so viel wie „fleischgeworden". Entsprechend fasziniert waren die Jesuiten von der Pflanze, woraus volkstümlich dann bald auch der Name „Jesuitenblume“ für diese Pflanze entstand.

»Sie ist eine wertvolle Nervenmedizin.«

Siedler der südlichen Appalachen

Die Pflanze kommt ursprünglich aus dem Südwesten der USA. Die einheimischen Indianer nutzen allerdings die Wurzel der Passionsblume als Tee oder Kaltwasserauszug zur Blutkräftigung, bei Prellungen oder gegen Harnverhalt. Erst seit Anfang des 20. Jahrhunderts ist die beruhigende Wirkung der oberirdischen Teile der Pflanze bei nervösen Unruhezuständen, Ängstlichkeit, Überforderung und Nervosität bei uns bekannt. Auch bei stressbedingtem Bluthochdruck kann man mit ihr eine Besserung versuchen – allerdings bitte in Absprache mit dem behandelnden Arzt! Ganz besonders wichtig ist, dass die Anwendung der Passionsblume nicht müde macht oder die

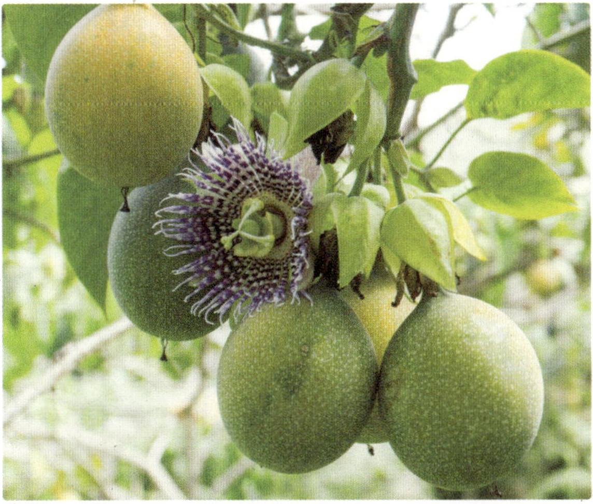

Leistungsfähigkeit beeinträchtigt. Dennoch kann auch sie helfen, den Schlaf zu verbessern, dafür wird sie meist mit anderen Pflanzen gemischt.

Eine solche Pflanzenmischung kann vielleicht aber noch mehr bewirken: Über die Passionsblume, die Melisse und den Baldrian macht man sich Hoffnung, bei ADHS (Aufmerksamkeitsdefizit-Hyperaktivitätsstörung) Verbesserungen erzielen zu können, wie neuere Forschungen nahelegen.

Die Verwandtschaft der Heilpflanze

Im 17. Jahrhundert hielt auch die blaue Passionsblume *(Passiflora caerulea)* als Zierpflanze bei uns Einzug. Sie ist frostempfindlich und daher nur in Gewächshäusern oder als Zimmerpflanze zu halten. Viele botanische Gärten zeigen große und im Sommer wunderschön blühende Exemplare davon. Andere Verwandte *(Passiflora edulis)* bilden essbare Früchte aus: die Passionsfrüchte oder Maracujas. Sie werden vorwiegend als Zutat zu Säften mit exotischen Flair angeboten. Alle diese Passionsblumen sind jedoch als Heilpflanzen nicht geeignet.

Passionsblume im Garten?

Tatsächlich kann man die Heilpflanze *Passiflora incarnata* in den Garten pflanzen, denn sie ist in milden Gegenden frosthart, trotzdem ist sie bei tiefen Temperaturen für einen Winterschutz dankbar, besonders in den ersten Jahren. Genauso braucht sie eine

Kletterhilfe, an der sie sich festklammern und hochwinden kann. Beim Gießen sollte man etwas vorsichtig sein, „nasse Füße“ mag sie gar nicht. Wenn die Passionsblume blüht, können alle oberirdischen Pflanzenteile geerntet werden. Dafür kann man einzelne Teile oder die gesamte Pflanze abschneiden. Sie treibt danach von unten wieder aus, wie auch nach dem Winter, in dem sie komplett abfriert. Die Blätter, Triebe und Knospen sollten nach der Ernte direkt an einem warmen, schattigen Ort ausgebreitet und getrocknet werden.

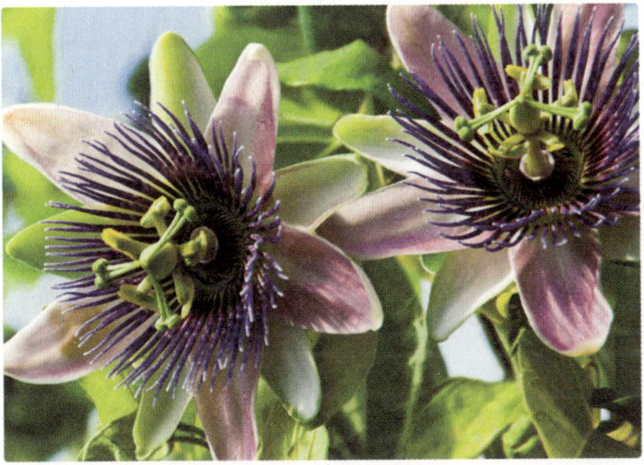

Passionsblumentee

Passionsblumentee schmeckt sehr interessant und leicht. Es lohnt sich also ihn zu probieren. Natürlich lässt sich über Geschmack immer streiten, aber echte Fans bejubeln ihn als heuartig, geröstet, würzig, aber dennoch leicht und gefällig. Probieren Sie ihn daher erst einmal ohne Honig oder andere Süßmittel aus.

Man braucht

- 1 Teelöffel (ca. 2 g) getrocknetes Passionsblumenkraut
- 250 ml kochendes Wasser

Das Kraut mit dem Wasser übergießen und abgedeckt 15 Minuten ziehen lassen. Dreimal täglich eine Tasse trinken. Für Kinder nur die halbe Menge nutzen, also eine kleine Tasse Tee herstellen, jedoch ebenso dreimal pro Tag trinken lassen.

Passiflora

Tee-Mischungen mit Passionsblume

Die Passionsblume wird, wie schon beschrieben, sehr gern mit anderen Heilpflanzen gemischt, das kann auch beim Tee geschehen. Fügen Sie z. B. folgende Pflanzen zu:

- 50 g Lavendelblüten
- 30 g Melissenblätter
- 20 g Passionsblumenkraut

Wer lieber zusätzlich die beruhigende Wirkung von Baldrian und Hopfen nutzen möchte, mischt diesen leicht bitteren Tee:

- 25 g Baldrianwurzel
- 25 g Hopfenzapfen
- 25 g Passionsblumenkraut
- 25 g Melissenblätter

Diese Tee-Mischungen werden ebenso mit 2 g Teekraut für 250 ml kochendes Wasser zubereitet und müssen für 15 Minuten abgedeckt ziehen.

incarnata

Passiflora-Tinktur und Trockenextrakte

Für die Tinktur benötigt man Trockenextrakt oder frisches Kraut aus speziell angelegten Anzuchten. Eine Tinktur sollte nicht aus selbst gezogener Passiflora hergestellt werden. In Mitteleuropa gezogene Pflanzen können zwar hier überleben, ihre beruhigenden Inhaltsstoffe könnten jedoch in anderen Mengen in den Pflanzenteilen vorliegen als in den ursprünglichen Anbaugebieten. Die Wirkung einer eigenen Tinktur kann daher beeinträchtigt sein. Es ist in diesem Fall also besser, Tinkturen zu kaufen.

Dasselbe gilt für den Trockenextrakt bzw. die damit hergestellten Kapseln, Tabletten oder Tropfen. Standardisiert hergestellt sind sie hochwertiger und garantieren die Mengen der Inhaltsstoffe. Die Einnahme sollte bei diesen Produkten immer nach den Herstellerangaben erfolgen.

ACHTUNG! Bei der Passiflora sollte die Gesamtdauer der Anwendungen zwei bis maximal vier Wochen betragen. Außerdem gibt es bei ihr, wie auch schon bei den anderen hier vorgestellten Pflanzen, zu wenige Untersuchungen hinsichtlich ihrer Unbedenklichkeit während Schwangerschaft, Stillzeit und bei Kindern unter 12 Jahren. Daher sollten Passionsblume-Anwendungen in diesen Lebensphasen in Absprache mit einem Therapeuten erfolgen oder es sollte sogar gänzlich darauf verzichtet werden. Auch ist es in sehr seltenen Fällen möglich, dass die beruhigende Wirkung der Passionsblume die Fahrtüchtigkeit einschränkt. Daher sollte in einer Anwendungsphase auf Autofahren und ähnliche Tätigkeiten verzichtet werden, insbesondere, wenn man noch keine Erfahrung mit der individuellen Wirkung der Heilpflanze hat.

Passiflora

Passiflora in der Homöopathie

Homöopathisch wird *Passiflora incarnata* häufig eingesetzt. In den niedrigen D-Potenzen (D1 bis max. D12) kann sie bei sensiblen Menschen in stressigen Zeiten zur Anwendung kommen. Homöopathische Darreichungen sind in jeder Apotheke zu bekommen. Die Dosierung richtet sich nach Ihrer Reaktion darauf, sie sollte zwischen fünf- und zehnmal täglich liegen, jeweils 5 bis 15 Tropfen bzw. Globuli.

ncarnata

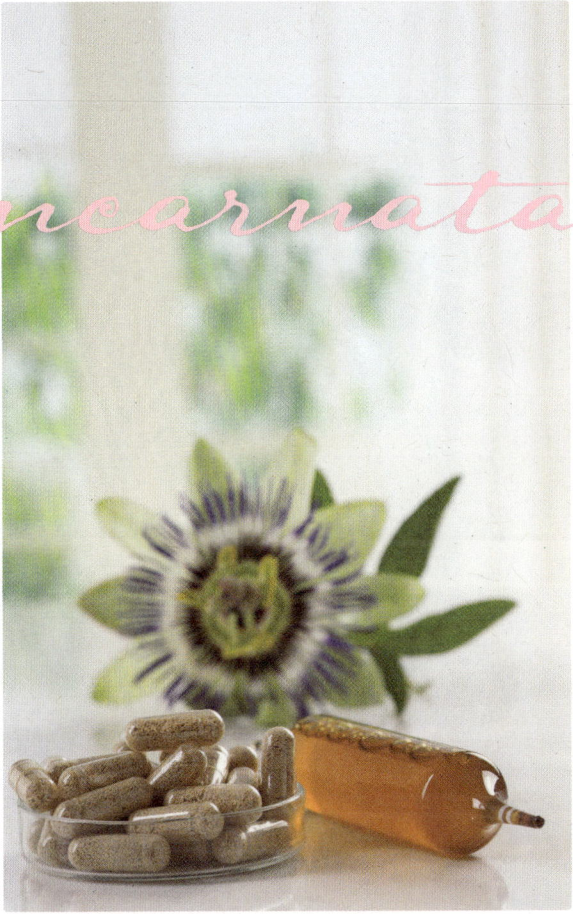

Rhodiola

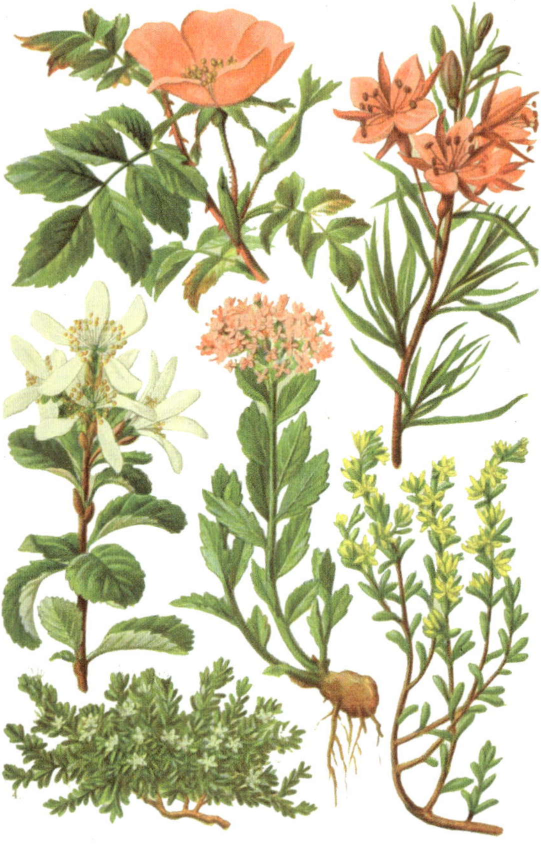

Rosenwurz

Der Rosenwurz *(Rhodiola rosea)* ist eine leider lange vergessene Pflanze unserer hiesigen Heilkunde. Bis ins 18. Jahrhundert hinein war der Rosenwurz in Kräuterbüchern zu finden, danach verschwand er daraus. Heute wird versucht, das Wissen über diese Pflanze auch bei uns wieder aufzufinden, denn der Rosenwurz ist als sogenannte adaptogene Pflanze hochinteressant: Wie z. B. der Ginseng kann der Rosenwurz Körper und Geist allgemein stärken und ihm helfen, sich an Stresssituationen besser anzupassen. Das ist von unschätzbarem Wert in unserer Zeit!

Rosenwurz hilft, die Widerstandsfähigkeit des Körpers gegen Stress zu erhöhen und stressbedingte Beschwerden zu lindern. Bei Ausgelaugtheit und Überarbeitung schenkt der Rosenwurz mehr Energie, macht gelassener und all die Termine und Anforderungen bringen uns nicht mehr aus dem Gleichgewicht. Auch bei nachlassender Konzentration und zur Verbesserung des Gedächtnisses ist die Pflanze hilfreich. Ebenso konnte in manchen Untersuchungen eine Stärkung der Leistungsfähigkeit festgestellt werden ebenso wie eine Erhöhung der Serotoninwirkung. Das könnte gut erklären, warum der Rosenwurz uns so gelassen machen kann, denn Serotonin ist unser „Glückshormon", das wir für eine ausgeglichene Stimmung brauchen.

In Russland ist der Heilpflanzenextrakt schon seit Jahrzehnten als Medikament auf dem Markt. Russische Sportler sollen flüssige Extrakte der Heilpflanze bekommen haben, um ihre körperliche Fitness und Stressresistenz zu fördern. Hier ist der Wert von *Rhodiola rosea* also gut bekannt, und dass die Pflanze dort auch „Goldene Wurzel" genannt wird, sagt viel über ihre Wirkung aus. Ebenso kennt und ehrt man die Pflanze in

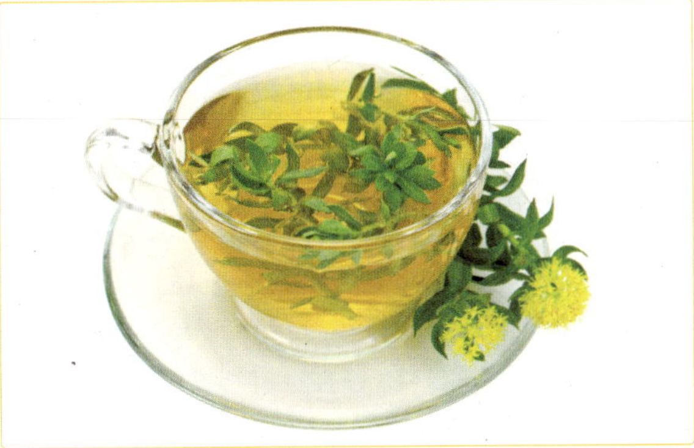

Skandinavien. Dass sie wunderbar nach Rosen duftet, wenn ihre Wurzel geschnitten wird, hat ihr bei uns nur einen beschreibenden Namen beschert. Im Norden jedoch nennt man sie ganz poetisch „Rosenrot".

Rosenwurz ist ein Dickblattgewächs, d. h., er speichert Wasser in seinen Blättern und ist daher in der Lage, auch an unwirtlichen und trockenen Standorten zu überleben. Deswegen kann die Pflanze Felsspalten und Klippen sowie trockene und sandige Böden in höheren bis arktischen Gebirgslagen besiedeln, aber auch Moorböden akzeptiert sie.

Ursprünglich war der Rosenwurz in Sibirien, Skandinavien, Nordamerika und im Himalaya zu Hause. Das zeigt, dass extreme Kälte „Rosenrot“ nichts anhaben kann.

Der Rosenwurz lässt sich auch bei uns im Garten kultivieren. Er wird zwischen 10 bis 50 cm hoch, seine hübschen gelben Blüten erscheinen zwischen Juni und August. Doch welche Wirkstoffmengen die Pflanze in unseren Gärten bildet, ist unbekannt, daher sollte man sie nicht selbst als Heilpflanze einsetzen. Die derzeit einzige mögliche Form, die guten, stresslindernden Eigenschaften des Rosenwurz zu nutzen, ist sein standartisierter Trockenextrakt, den man in Kapseln oder Dragees verpackt als Nahrungsergänzung kaufen kann. Bei dessen Einnahme sollte man sich an die Angaben der Hersteller halten. Wichtig ist dabei noch, dass der Extrakt nicht abends eingenommen werden sollte, da er anregend wirkt. Deswegen ist es auch empfehlenswert, in der Anwendungszeit auf das Trinken von Kaffee oder schwarzem bzw. grünem

Tee zu verzichten. Weitere Nebenwirkungen sind bisher nicht bekannt.

Eine Besserung Ihrer Stresssymptome kann oft schon nach drei Tagen spürbar sein. Wenn Sie dagegen nach zwei Wochen Einnahme keine Veränderung spüren, dann könnten Sie ein sogenannter „Non-Responder" sein: Die Pflanze zeigt bei Ihnen einfach keine Wirkung. Der Hintergrund ist noch unbekannt.

Nicht anwenden sollte man den Rosenwurz bei Nieren- und Leberschäden (Kontraindikationen). Auch Schwangere, Stillende und Kinder unter 18 Jahren sollten *Rhodiola rosea* nicht einnehmen, es liegen nicht ausreichend Untersuchungsergebnisse vor. Und natürlich ist es Unsinn, Rosenwurz-Extrakte bei akuter Übererregung einzunehmen, denn es besteht die Gefahr, dass er die Symptome dann verstärkt.

rosea

Rosenwurz in der Küche

Die widerstandsfähige Pflanzen kann auch gegessen werden. Blätter, Triebe und Wurzeln der Pflanze sind roh oder gedünstet in der Küche zu nutzen. Allerdings gibt es dafür einige Hinderungsgründe: Die Pflanzenteile enthalten viele Bitterstoffe, die für die meisten heutigen Gaumen kaum akzeptabel sein dürften. Auch schon junge Sprosse und Blätter schmecken bitter. Wen das nicht stört, der hat mit *Rhodiola rosea* eine Bereicherung seines Speiseplans gefunden.

ACHTUNG! Wenn Sie den Rosenwurz in der freien Natur finden, sollten Sie ihn nicht sammeln, da der Bestand gefährdet ist.